胎内世界からはじまる岩戸開き

奇跡の量子医療

三角大慈

ヒカルランド

はじめに

三度の臨死体験をした木内鶴彦さんから直接聞いた霊魂の話が実に面白い。例えば、臨死体験中に妊娠3ヶ月頃の胎児の中に意識を入り込ませようとしたが、余りに競争率が高くて他の霊魂によってはじかれたと言う。妊娠3ヶ月頃になると、多くの霊魂が我先にとその胎児の肉体の中に入ろうとしていたと言うのだ。

もう、霊魂などは存在しないとか、迷信だとか批判するのは止めようではないか。人間が三次元だけの存在ではないのは量子論では当たり前になってきている。

だからと言って、主観を暴走させることは余りに未熟な行為ではあるが……。

かのホーキング博士も永眠する前の論文において、「宇宙は二次元の可能性が高い」と結論付けている。

合気道の達人・佐川幸義（大東流合気柔術宗範）は以下のような言葉を残している。

「服を摑《つか》まれて行う合気は極めて深い。体をどう摑まれても自由自在に投げ飛ばせるぐらいの技量の人でも服だけでは合気はかけられない。私が『体の合気』と称するその技をで

きるようになったのは、70歳を過ぎてからだ」『深淵の色は　佐川幸義伝』津本陽（実業之日本社）

服を摑まえただけで、相手を自由自在に投げ飛ばす技を、三次元空間を支配するニュートン力学では到底説明がつかない。量子的現象である。これまで、意識はニューロンを単位として生じてくると考えられてきたが、最近になって量子情報として脳に保管されているというまったく新しい説が登場してきた。量子コンピューターの量子ビットのように振る舞うのではないかとまで考えられている。

この今、量子世界の夜明け前だ！

思考や生き方、価値観さらには産業構造までもがその根底から崩壊し、変わろうとしている。エビデンス（科学的根拠）といった色メガネを外して目の前の現実と向き合い、かつ来《きた》る未来に想いを馳せるべきである。そして、かの空海に学ぼうではないか。

「知らじ知らじ　吾《われ》も知らじ
思い思い思い思うとも　聖《しょう》も心《し》ることなけん
牛頭草《ごずそう》を嘗《な》めて病者を悲しみ

断蓄車《だんししゃ》を機《あやつ》って迷方《めいほう》を愍《あわれ》む」『秘蔵宝鑰《ほうやく》』

若き空海は、目の前で病み苦しんでいる病人に対して為す術をもたなかった。そこで世間で評判の博識ある人たちの門を叩いて教えを乞うた。しかし、彼らもまた何も知らないことが分かっただけだった。深く落胆したが、それでも空海は真実の探求を諦めようとはしなかった。頭で理解できないのなら、身体を使って、さらには五感・六感までを総動員させて真理を模索、探究した。

ただただ、本当のことが知りたい。この若き空海の真理を探究する真摯《しんし》な姿勢に、現代の私たちは学ばねばならない。余りに常識や固定観念に染まった色メガネで生命、生命活動を見てはいないだろうか。

科学はその名が示しているように科《とが》の学《がく》、それ自体の内奥に劣性遺伝子を含んでいることに気付くべきである。科学万能の盲信から脱却して、真実（生命）に対してもっと謙虚に、真摯に向き合うべきである。

目次

はじめに　1

第一章　神話と胎内世界

妊娠中の子宮空間（胎内）5・10土局　13
受精から着床　18
創世記　7の数理　27
日本神話　7の数理　29
日本神話の国生み（イザナギ　イザナミ）　31
国生み神話が教える長幼の序　32

祭りと月経 34
孵化（ハッチング） 36
胎芽 41
胎児 46
妊娠3ヶ月の胎児に霊魂が宿る 51
羊水 53
胎盤 55
胎盤とウイルス 58
胎盤と太極図 60

第二章 脳と古事記17神

脳は腸から始まった 68
植物性器官と動物性器官 71

縦、横ベンゼンで捉えた脳の構造　74
「7の観音開き」と12脳神経　77
嗅神経　80
視神経　85
脳と古事記17神　88
大脳辺縁系　91
間脳　96
間脳は光受容器？　98
第三の眼　眉間　102
脳下垂体　蝶形骨　103
脳脊髄液　107
上衣細胞（ependymal cell）　110
脳脊髄液の循環と重力　114
深海、マッコウクジラ　117

脳脊髄液を「ツボ」という概念で考える（三陰交・絶骨） 119

第三章　大本の国之常立神と豊雲野神

大本の国之常立神と豊雲野神 124
4・9金局 126
不二と鳴門の仕組み 133
ミロク（5・6・7） 137
天の岩戸開き 139
神一厘の仕組み 144

第四章　霊魂　先天の本　後天の本

後天の本　脾 150

先天の本　腎　155
西洋医学と東洋医学の腎臓の捉え方の違い　158
心音セラピーで判明した先天の気、後天の気　163
オランダ飢饉出生コーホート研究　166
心音セラピーによる胎生期治療の可能性　169
一霊四魂魄　173
魂魄　脳と心臓　177
意識　182

第五章　現代日本の一厘の仕組みとは？

生命回帰――21世紀のルネッサンス　188
安倍晋三元首相の死の意味するもの　190
福島原発事故に垣間見れる一厘の仕組み　191

吉田松陰　諸君、狂いたまえ　192
自由教育の弊害　194
日本文化の復興　197
循環型の村づくり　200
風を吹かせる　202

おわりに　206
参考文献　209

カバーデザイン　浅田恵理子
本文仮名書体　文麗仮名（キャップス）

第一章　神話と胎内世界

陰陽五行の合局の原理（化学反応）

1・5水局ー水の作用、癒しの原理
2・7火局ー火の作用、再生、甦りの原理
3・8木局ー木の作用、エネルギーの収れん作用の原理
4・9金局ー金の原理、がん治療に応用される原理
5・10土局ー土の原理、死者をも甦らせる秘中の秘の原理

＊詳細は三角大慈『音と経穴で開く治癒のゲート』（ヒカルランド）をご覧ください。

胎児は胎内で羊水の中に浮かんで成長する。自然界の絶対法則であるエントロピーの法則に支配されることなく、胎児は胎外へ生まれ出るその日まで老いることなく成長をし続ける。この事実に気付いた時、筆者は大変驚いた。それまでは、当たり前のことのように何も不思議に思わなかったが……。

なぜ、胎児はエントロピーの法則に支配されないのであろうか？　胎内（幽世）は私たちが生存する世界（現世）とは異次元なのか？

妊娠中の子宮空間（胎内）5・10土局

妊娠中の子宮空間（胎内）は、5・10土局した閉鎖空間である。5・10土局とは、5数と10数が化学反応を起こして土の作用をもつことを意味する。ちなみに、5数には、中央、脾臓《ひぞう》、不動など、10数には成分の溶け込んだ水溶液などの意味がある。植物も動物も、その生命を終えれば大地に還っていく。その亡骸《なきがら》は土壌のなかの微生物たちの働きによって、土と水と空気に分解される。大地は一切の生あるものを育て、その終焉《しゅうえん》を弔ってくれる大いなる母であり、物質輪廻の起点であり、終点である。

生命現象は5・10土局して始まり、最後に5・10土局して土に還る。5・10土局すると、

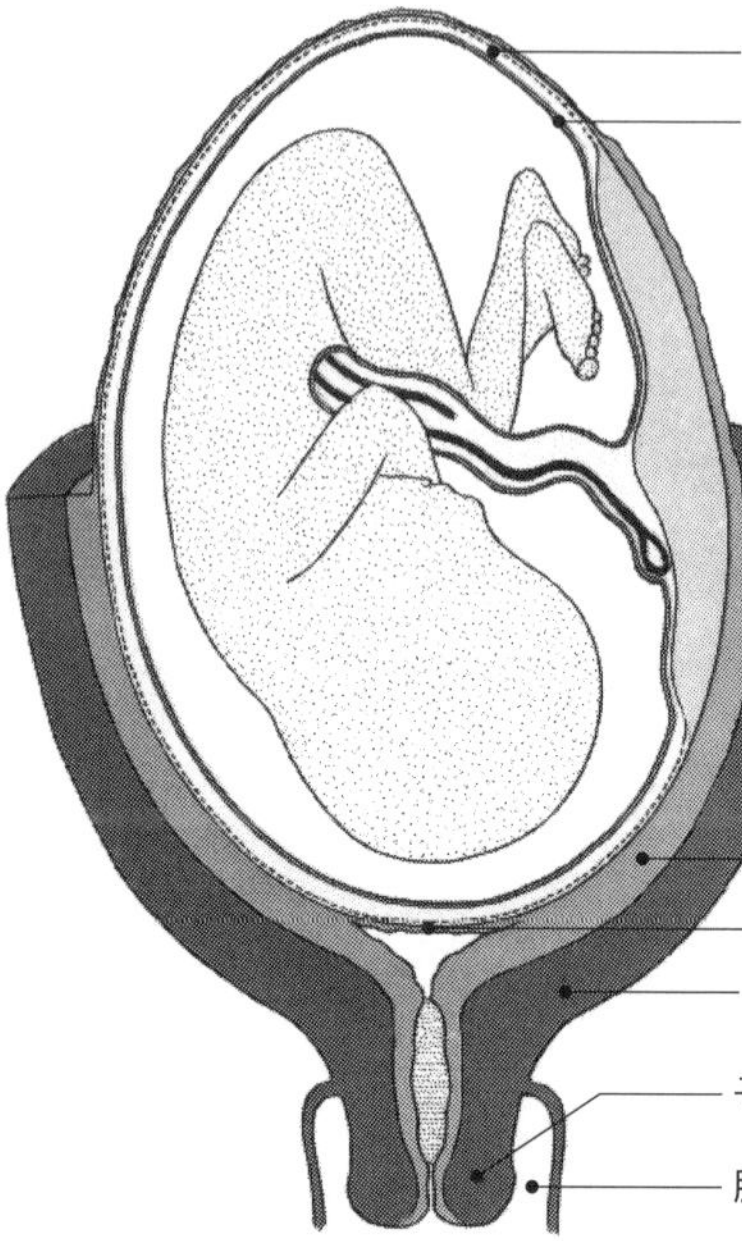

子宮の中における胎児とその被膜

陰陽に分かれ、土に還るもの（胎盤）と次の軌道（新生児）へ入るものとに分かれる。土に還っていくものは腐っていき、次の軌道へ入るものは蘇る。土に還るときには必ず粕《かす》が残る。アルコール発酵において最後に酒粕が残るのはそのためである。

生命を宿している妊娠中の子宮空間（胎内）は5・10土局の世界である。この特殊な空間は、膜または殻などによって内と外が隔てられている。例えば、玄米の籾殻《もみがら》、妊娠中の子宮空間（胎内）は羊膜、絨毛膜、脱落膜という3つの膜によって外界と隔てられている。

胎児から見ると、まず羊膜があって、その外側に絨毛膜がある。この2つの膜は胎児側からできる膜、そして最も外側にあるのが母親からできる脱落膜である。脱落膜は柔らかい膜で剥《は》がれやすく、妊娠中だけにひっついている胎盤の一時的な接着剤みたいなもの。

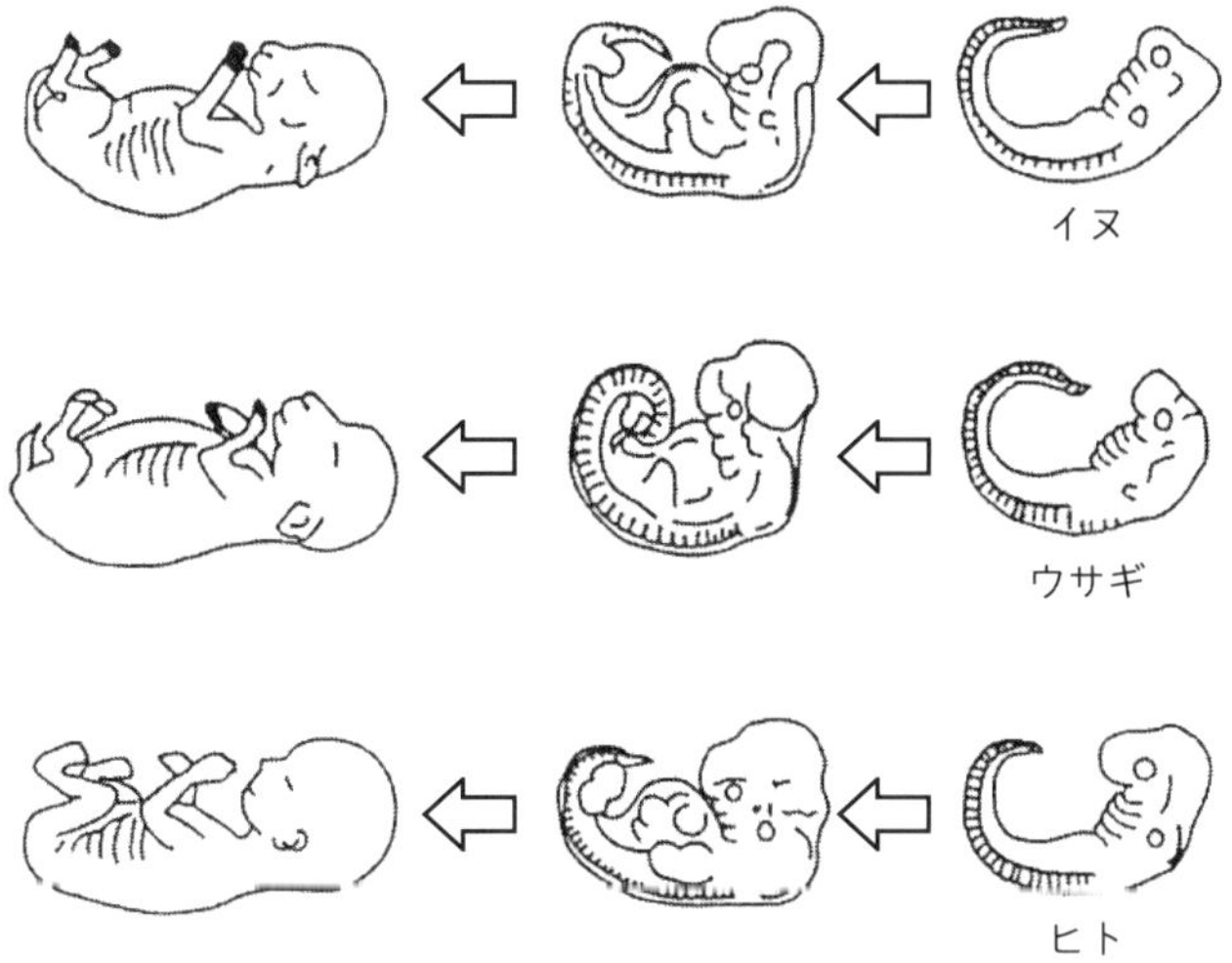

胎児は進化の歴史を繰り返す

出産後、胎盤が剥がれる時には脱落膜ごと剥がれて外に出てくる。赤ちゃんが生まれるときは羊膜だけになる。風船みたいにぷーっと膨らむ。羊膜があるから、羊膜の存在によって、胎児は母親から拒絶されないのでは？　今の先進医療において、羊膜は目の翼状片《よくじょうへん》という病気に使われている。翼状片が再発しないのは、羊膜に免疫を抑制する機能があるからと考えられる。

母親のお腹の中（胎内）で胎児は38億年の生物進化史、脊椎動物の5億年の歴史を再現する。胎児の姿形というのは、日々刻々と変化していく。1個の受精卵が妊娠期間中のおよそ270日の間に、徐々に人間の「姿形」にまで変容していく。「個体発生は系統発生を繰り返す」ドイツの生物学者エルンスト・ヘッケルの言葉である。

私たちが生存している世界が「現世《うつしよ》」とすると、胎内は羊膜・絨毛膜・脱落膜という3つの膜によって隔てられた「幽世《かくりよ》」となる。この構造に似たものに、繭《まゆ》の中の蛹《さなぎ》がある。蝶の幼虫が成虫になる際、蛹という形態をとり、蛹から脱皮して蝶へと大変身を遂げる。繭によって封じ込まれた閉鎖空間で、蛹は一部の神経、呼吸系を除いて組織がドロドロに溶解して身体の大改造をして蝶へと変態する。その際、複数のホルモンが関係していることが知られている。

妊娠中の母体もまたホルモン量が妊娠前に比べて非常に増えている。例えばエストラジオール（エストロゲンの中で最も深い卵胞ホルモン作用を持つ物質）数値の変動は、妊娠前期では106～5880、妊娠中期では2040～19400、妊娠後期では7310～46400（pg／mℓ）。妊娠前のエストラジオール数値（9～390）に比べると、妊娠中は数十倍から数百倍と桁違いに増えている。

気の概念で蛹から蝶への変態を捉えると、変態するためには、内部の気の交流を極端に

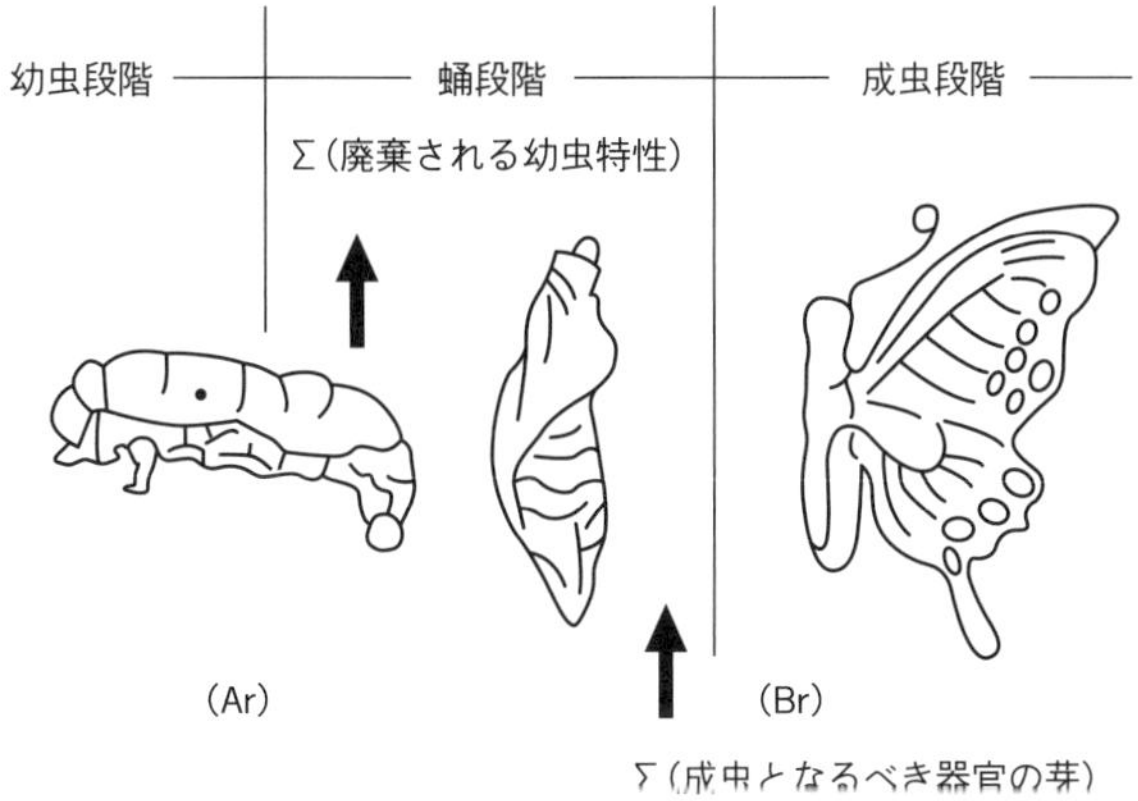

昆虫における変態過程の３段階（等価変換展開）

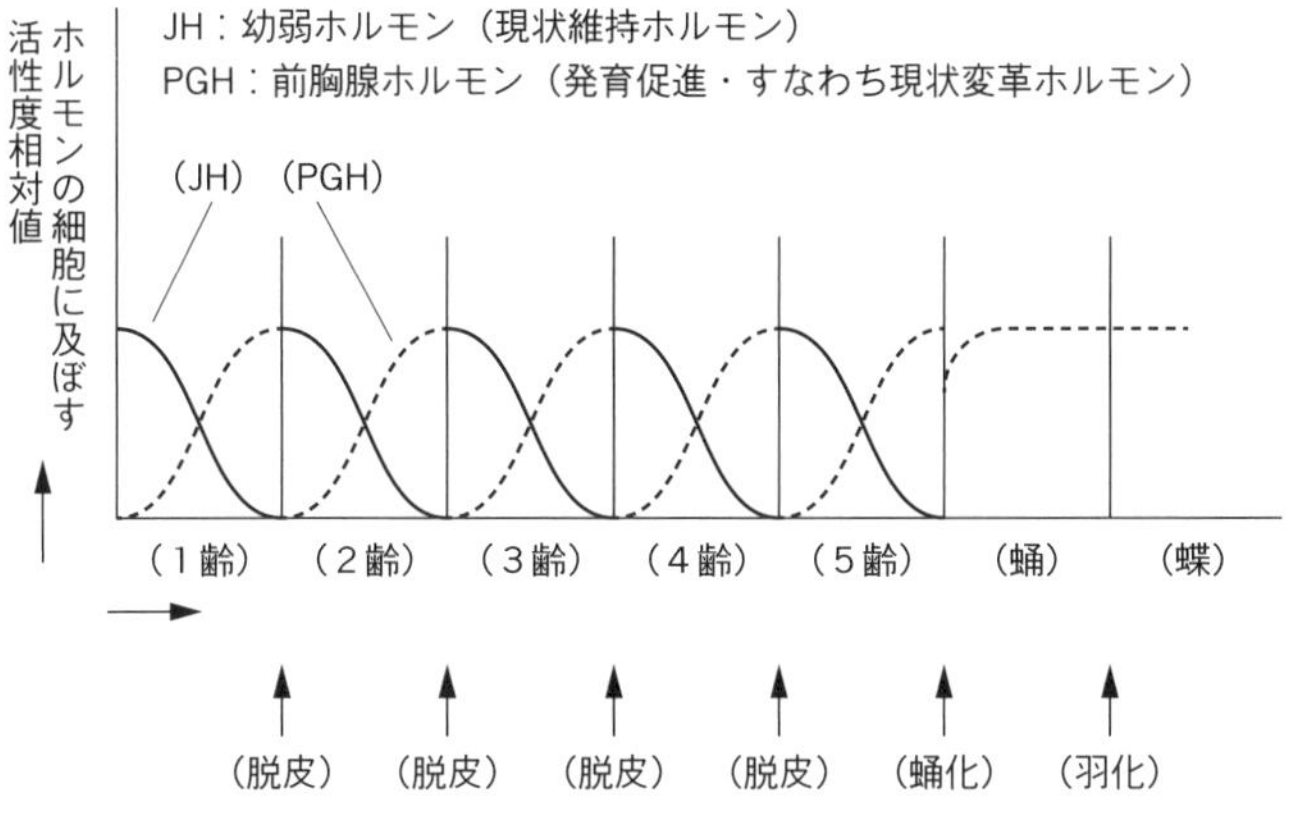

完全変態の昆虫（蛹）の変態プロセスの模式図

高めなければならない。そのためには、外部との交流を遮断する必要がある。しかし、完全な遮断は死を意味するので微かな外部との交流は必要となる。その絶妙な機能を担っているのが繭である。繭の中で蛹の体組織がドロドロに溶解しているのは、その内部で気の交流が通常とは比較にならないほどに極度に高まっているからである。

ちなみに、気の変身原理で社会変革を成し遂げたのが我が国の明治維新である。それは江戸時代の鎖国と唯一、外国と交易した長崎の出島の存在、それに参勤交代による消費社会の熟成による。世界史に類を見ない明治維新は革命ではなく、あくまでも変身である。蛹から蝶へと美しく変態するかの如くに、日本は封建社会から近代へと大変身を遂げたのである。

もし、鎖国・出島の存在・参勤交代による消費社会の熟成、これらのうちどれか一つでも欠けていたら明治維新は成功しなかったであろう。日本という国が世界に類を見ない不思議な国であることが分かるであろう。

受精から着床

受精卵の大きさはわずか0・1ミリ、重さが3／1000000グラム。これが出産時には身長が5000倍の50センチ、体重に至っては10億倍の3000グラム。生後の成長は身長でおよそ4倍、体重は30倍。10億倍と30倍……生後とは比較にならないほど驚異的な成長を遂げる胎内の世界。

生命が母親の子宮に宿る受胎の瞬間から、産声をあげて生まれるその時までのおよそ270日間の生命誕生の壮大なるドラマ、その神秘に満ち溢《あふ》れた旅へこれから出かけることにしよう。

月経周期が正常であれば、次の月経開始日の約14日前に左右の卵巣のどちらかから卵子が放出される。卵子は卵管の端にある卵管采《らんかんさい》と呼ばれる漏斗形《ろうとじょう》の開口部から取り込まれて卵管内に入る。精子は膣から入って子宮頸部《けいぶ》と子宮を通り抜け、卵管膨大部へと向かう。ここで卵子と精子が出会い、受精がおこなわれる。排卵後12〜24時間内に起こる。

受精した瞬間、卵子の表面を光りながらカルシウムの波が走る。受精した卵子にこれ以上精子が入り込まないためのカルシウムによる防御壁であり、受精卵を守るための保護膜でもある。カルシウムは妊娠には不可欠なミネラルである。それ故、カルシウムが不足すると妊娠しにくくなる。不妊症で悩んでいる人は、まずカルシウム不足を補ってみてはいかがであろうか。

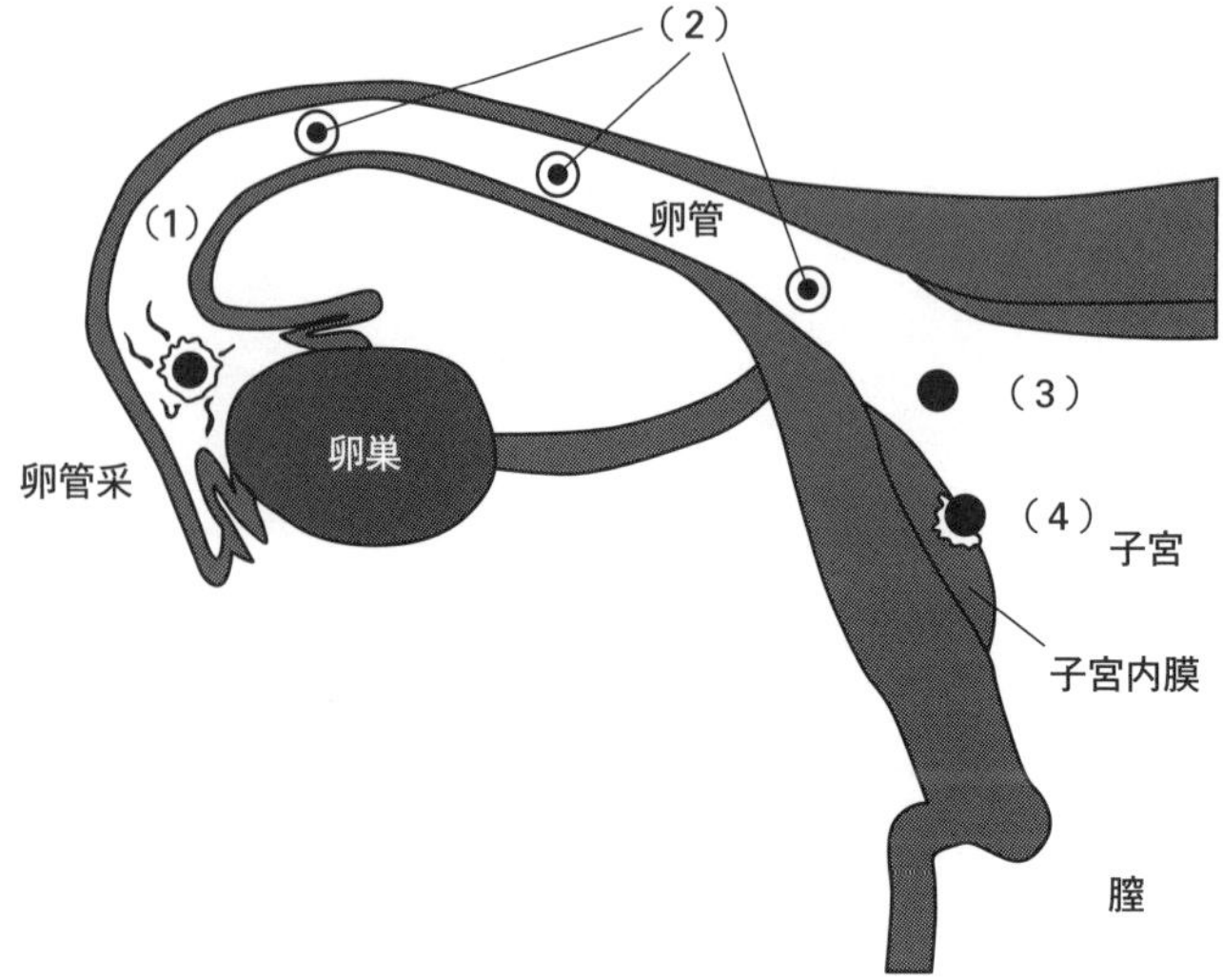

卵巣から放出された卵子は、卵管采で受け止められ、そこから卵管の中へ入っていき、子宮のほうから上がってきた多数の精子のうちの１個と出会い、結ばれる。

（１）受精／卵子は周りを薄い膜で包まれていて、１個の精子はその膜をつらぬいて卵子の中に入る。受精するとその周りに、新しい膜（保護膜）ができ、別の精子などが入らないように受精卵を保護する。
（２）細胞期／受精卵は、卵管内を子宮のほうへ移動しながら、まず２つに細胞分裂し、この２つが同じように分裂を繰り返していく。
（３）桑実期／受精から５〜６日目までには、100個以上の細胞のかたまりになっている。
（４）着床（胞胚期）／受精から約１週間後、受精卵は、子宮内膜に根をおろし、絨毛と呼ばれる突起でしっかりと食い込む。

受精の仕組み

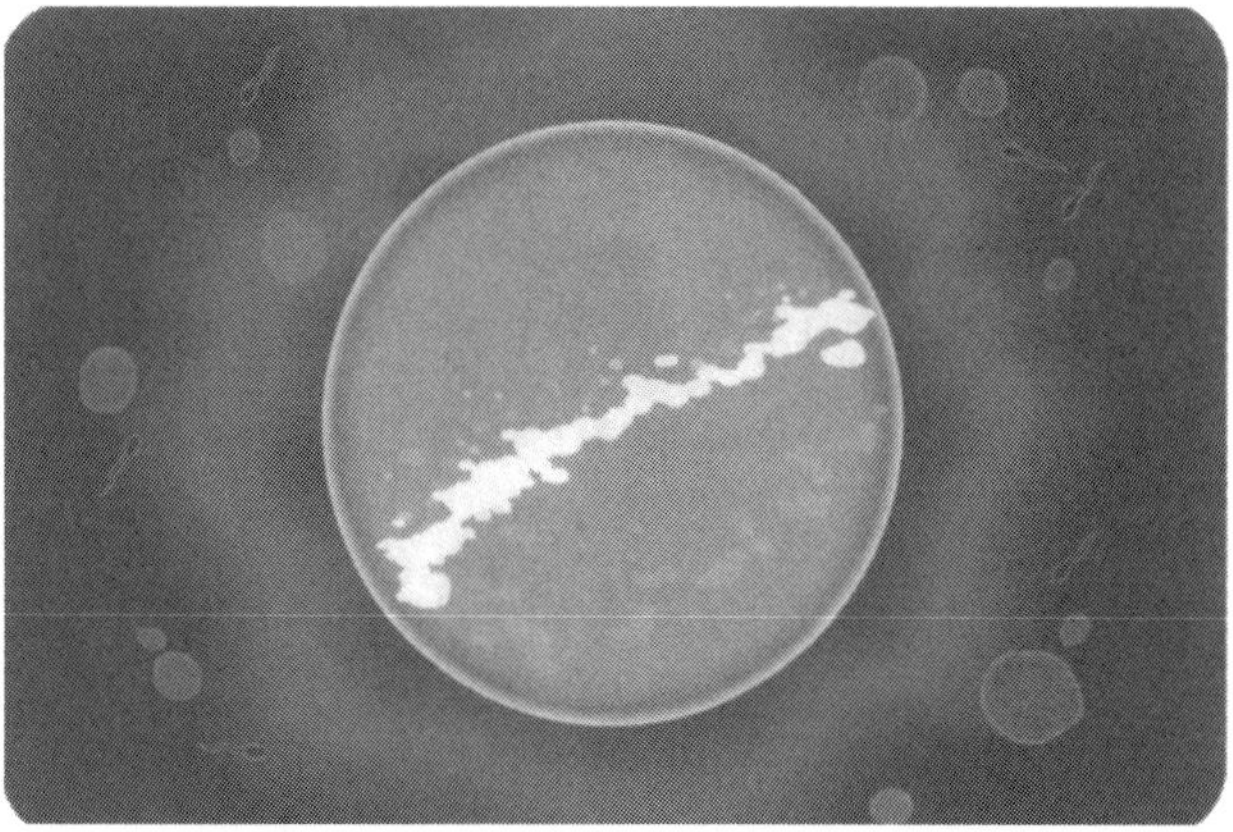

受精した瞬間　卵子の表面を走るカルシウムの波
参考資料：『驚異の小宇宙・人体』（日本放送出版協会）

カルシウムを補給するには、小魚、海藻類、切り干し大根、すりゴマなど。避けるものの筆頭が白砂糖。注意しなければいけないものとしてリン酸塩の含まれた食品。リン酸塩はカルシウムと結合してカルシウム不足になるからだ。ハム、ソーセージ、ちくわ、カマボコといったねりものの加工食品に多く含まれている。

◇精子、卵子、受精卵

受精から出産までのプロセスを数で表記してみると、新生児は＋1、胎児は－1、精子は$\sqrt{-1}$、卵子は$\sqrt{-1}$となる。当然、受精卵は$\sqrt{-1}\times\sqrt{-1}=-1$となる。つまり、胎内は複素数空間なのだ。生まれ出た赤ちゃんは＋1、胎内の胎児は－1、このプラスとマイナスを熱力学の第二法則・エントロピーの法則で説明してみる。

エントロピーの法則を簡単に説明すると、生活をしているといつしか部屋の中にゴミが溜まってくる。もう少し難しく言うと、自然というのは（手をかけない限り）何か特定の高い（秩序がある）状態から乱雑なあるいは拡散した状態になっていく。「平均化する」「均一化する」「だんだんばらばらに散らばってゆく」。

秩序は無秩序へ進み、形あるものは崩れる。エントロピー増大の法則である。

生命現象は、この世界にあって、最も秩序ある仕組みである。エントロピー増大の法則は、この生命の上にも、細胞一つひとつまで容赦なく降り注ぎ、タンパク質を変性させ、細胞膜を酸化し、DNAを傷つける。少しでもその法則に抗《あらが》うために、生命はあえて自らを壊すことを選択した。率先して分解することで、変性、酸化、損傷を、つまり増大するエントロピーを必死に汲み出そうとしている。

私たちは皆一様にこのエントロピーの法則に支配され、老いてやがては死を迎える。しかし、母胎内の胎児は生まれ出るその瞬間まで成長し続ける。なぜ、母親のお腹の中の胎児は、この自然界の絶対法則であるエントロピーの法則の支配を受けないのであろうか？

それは、羊膜《ようまく》、絨毛膜《じゅうもうまく》、脱落膜という3つの膜によって隔てられた内と外でエントロピーの法則が違うからである。外側の世界はプラスエントロピーの法則、内側の胎内はマイナスエントロピーの法則の支配を受ける。つまり、胎内は異界なのだ。胎外を現世《うつしよ》、胎内は幽世《かくりよ》とする所以である。

$\sqrt{-1}$が登場したので、虚数《きょすう》に少し触れておく。虚数とは、実数ではない複素数《ふくそすう》のことである。虚数（imaginary number）、英語を直訳すると「想像上の数」であることからも分かる通り、このような数は現実には存在しない。

しかし、信号処理、制御理論、電磁気学、量子力学、地図学等の分野を記述するには虚数が必要となる。私たちのごく身近にあって、今や生活になくてはならない必需品の携帯電話やパソコンなどは虚数という概念なくしては誕生しなかった代物である。虚数によって初めて現代の情報社会は誕生した。

しかし、その実感がない。数字の1とか2という数はすぐに実感できるが、2乗して−1になる数など想像することすらできない。「現代科学の最大の盲点は、虚数を実感できないところにある」この言葉は、筆者の数霊の師・上原真幸先生の口癖であった。

天円《てんえん》地方《ちほう》という言葉をご存知だろうか？　天は円く、地は方形であるという古代中国の宇宙観である。

中華文化圏の建築物や装飾のモチーフとして用いられている。天が円で表される所以は、星の運行が円運動であるためである。世界遺産にも登録された北京市にある史跡「天壇《てんだん》」は、１４２０年に明の永楽帝《えいらくてい》が祭祀を行う場として建立した建造物である、天円地方をモ

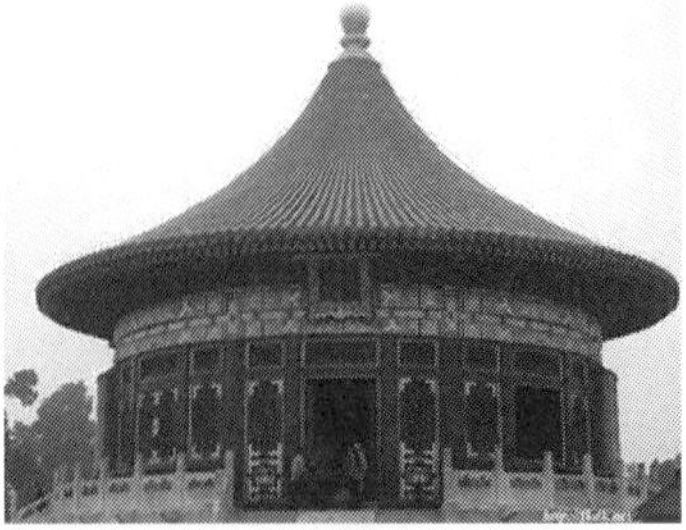

天壇

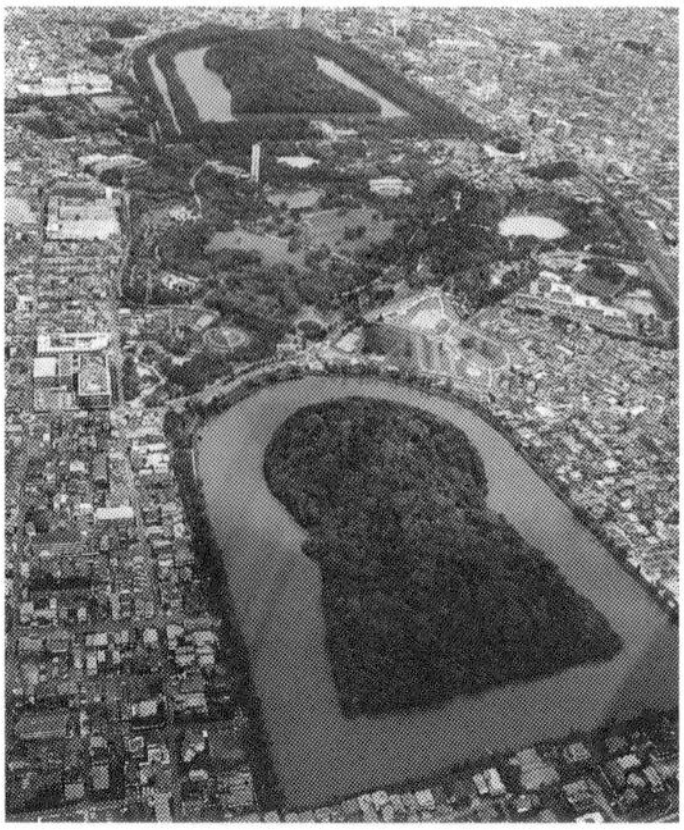

前方後円墳

チーフとした円形の構造を特徴としている。

ちなみに、この「天円地方」の宇宙観は日本にももたらされており、その痕跡は「前方後円墳」と呼ばれる古墳の形状に見ることができる。

数霊理論では、「天円」は12で表記する。円運動であり、複素数空間を意味する。12と言えば、脳にも12脳神経がある。「地方」は10で表記される。

また、整数の無限の和が、－1／12となるのをご存知だろうか？『脳の方程式　いち・たす・いち』（中田力　紀伊國屋書店）から引用する。

「数という概念を実数だけで考えると、無限大に発散するとしか考えられない。しかし、複素数空間で計算すると、整数の無限の和は－1／12を実

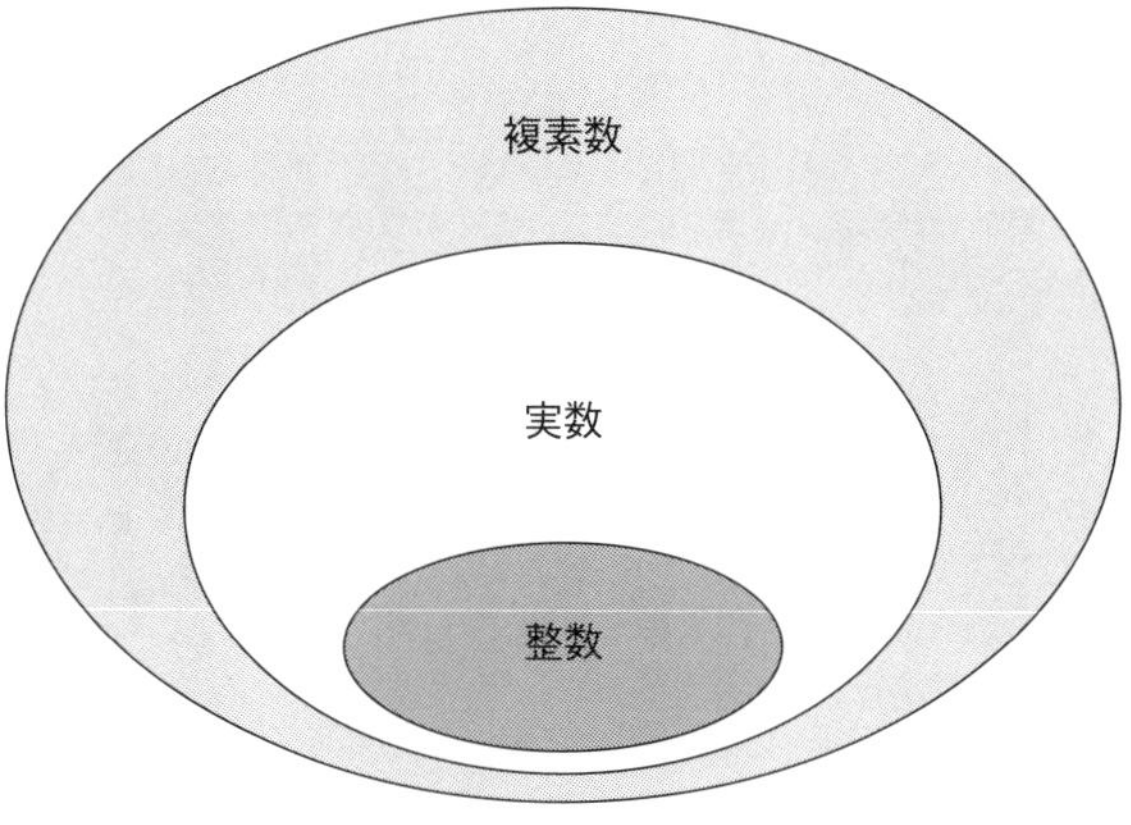

複素数と数のグローバル化

体としてもつのである。それが、限られた空間である実数空間だけで計算すると無限大に発散してしまうように見えるのである。

数の世界には、整数、実数、複素数の3つがある。複素数は数の一般化であり、いわば、数えることのグローバリゼーションである。

整数だけの世界から見ると無限大に発散するとしか見えない、考えられない整数の無限の和が、より高次元の複素数空間で捉えると収束して－1／12という実体をもつ」

◇受精卵から胚盤胞、子宮内膜への接着

受精した瞬間、卵子の表面を光りながらカルシウムの波が走る。そして、受精卵は卵管内の線毛の動きにより子宮へと運ばれていく。受精したときにはたった一つの細胞が、24時間後に2つに分

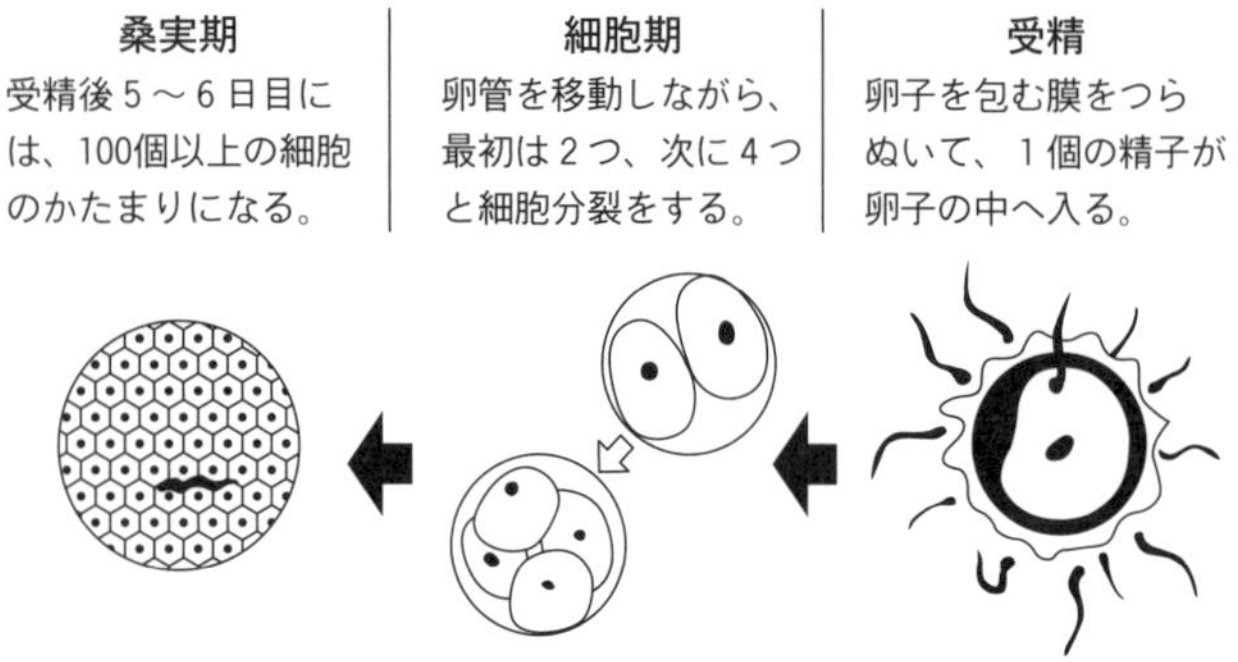

受精卵の成長の過程

割して2個の細胞になり、次もさらに2つに分割して4個の細胞、さらに8個、16個というようにどんどん分割していく。受精から3〜4日後に子宮へ到達する頃には、細胞の数は32〜64個になっている。

　子宮内に到達した受精卵は、さらに分裂を続けて中空の細胞のかたまり（胚盤胞《はいばんほう》）となる。受精卵は成長過程でボールから風船のような形に姿を変える。受精卵が風船のような形になっている時期を専門用語で胚盤胞と呼ぶ。受精後5〜8日目には、胚盤胞は子宮内膜に接着する。このとき起こる一連の過程を着床と言う。

　受精した瞬間から子宮内膜に接着するまでの受精卵の過程（受精した瞬間に光り、その後7日間かけて分割しながら胚盤胞となり子宮内膜に接着する）は、創世記において神が天地と、その万象を完成させた壮大なドラマそのものである。

創世記　7の数理

はじめに神は天と地とを創造された。地は形なく、むなしく、やみが淵のおもてにあり、神の霊が水のおもてをおおっていた。神は「光あれ」と言われた。すると光があった。神は光を昼と名づけ、やみを夜と名づけられた。第一日である。

「水の間におおぞらがあって、水と水とを分けよ」。神はそのおおぞらを天と名づけられた。第二日である。

「天の下の水は一つ所に集まり、かわいた地が現れよ」。神はそのかわいた地を陸と名づけ、水の集まった所を海と名づけられた。「地は青草と、種をもつ草と、種類にしたがって種のある実を結ぶ果樹とを地の上にはえさせよ」。第三日である。

「天のおおぞらに光があって昼と夜とを分け、しるしのため、季節のため、日のため、年のためになり、天のおおぞらにあって地を照らす光となれ」。第四日である。

「水は生き物の群れで満ち、鳥は地の上、天のおおぞらを飛べ」。第五日である。

「生めよ、ふえよ、地に満ちよ、地を従わせよ。また海の魚と、空の鳥と、地に動くすべ

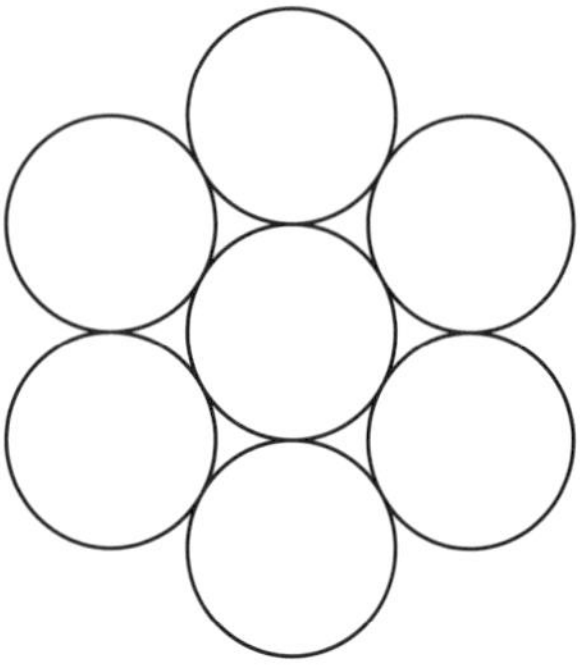

7つの球

ての生き物とを治めよ」。

「わたしは全地のおもてにある種をもつすべての草と、種のある実を結ぶすべての木とをあなたがたに与える。これはあなたがたの食物となるであろう。また地のすべての獣、空のすべての鳥、地を這うすべてのもの、すなわち命あるものには、食物としてすべての青草を与える」。第六日である。

　こうして天と地と、その万象とが完成した。神は第七日にその作業を終えられた。すなわち、そのすべての作業を終って第七日に休まれた。神はその第七日を祝福して、これを聖別された。神がこの日に、そのすべての創造のわざを終って休まれたからである。

　創世記の記述内容は7の数理にある。まず、7つの十円玉を用意して欲しい。一つの十円玉の周囲に6つの十円玉が隙間なくピッタリと並べられることが分かるであろう。そして大事なことは、中心の十円玉が姿を消す。存在しないのではなく、姿を消して見ることができないだけである。目で見えるのは周囲の6つの十円玉だけである。ここに、創世記における7日目に神は休まれた理がある。ちなみに、中心の7は太極を意味する。

日本神話　7の数理

古事記には、天地開闢《かいびやく》と造化《ぞうか》三神の登場について以下のように記されている。

「天地《あめつち》初めて發《ひら》けし時、高天原に成りし神の名は、天之御中主神《あめのみなかぬしのかみ》、次に高御産巣日神《たかみむすひのかみ》、次に神産巣日神《かみむすひのかみ》、この三柱の神は、みな獨神《ひとりがみ》と成りまして、身を隠《かく》したまひき」

造化三神の次に二柱の神が登場し、これら五柱の神を別天《ことあま》つ神という。

「国稚《わか》く浮ける脂の如くして、海月《くらげ》なす漂えるとき、葦牙《あしかび》の如く萌え騰《あが》る物によりて、成りし神の名は宇摩志阿斯訶備比古遅神《うましあしかびひこぢのかみ》、次に天之常立神《あめのとこたちのかみ》。この二柱の神もまた獨神と成りまして、身を隠したる」

さらに、神世七代《かみよななよ》が登場してくる。

「次に成りし神の名は、国之常立神《くにのとこたちのかみ》、次に豊雲野神《とよくもののかみ》。この二柱の神もまた獨神と成りまして、身を隠したまひき。次に成りし神の名は、宇比地邇神《うひぢこのかみ》、次に妹須比智邇神《いもすひぢこのかみ》。次に角《つの》杙神《ぐひのかみ》、次に妹活杙神《いもいくぐひのかみ》。次に意富斗能地神《おほとのぢのかみ》、次に妹大斗乃辨神《いもおほとのべのかみ》。次に淤母陀流神《おもだるのかみ》、次に妹《いも》阿夜訶志古泥神《あやかしこねのかみ》。次に伊邪那岐神《いざなきのかみ》、次に妹伊邪那美神《いもいざなみのかみ》」

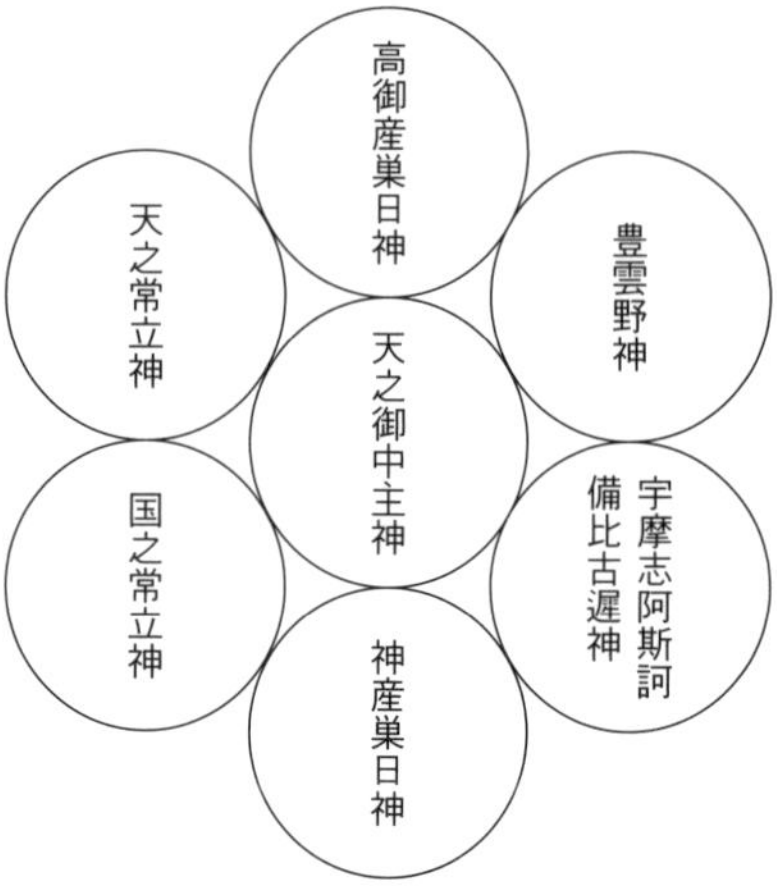

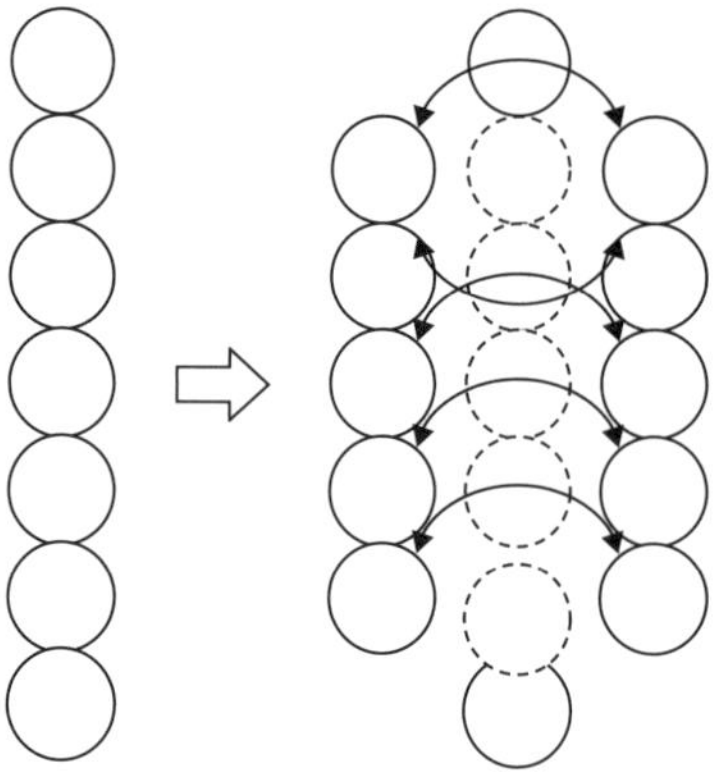

五柱の別天つ神と国之常立神・豊雲野神を、7形象の縦ベンゼンで表記すると以下のようになる。

造化三神は、上から順に高御産巣日神、天之御中主神、神産巣日神となる。中央は天之御中主神である。脳においては、中央は脳幹（中脳、橋、延髄）となる。

五柱の別天つ神に神世七代の国之常立神と豊雲野神を加える理由は、7数理の「7の観音開き」にある。「7の観音開き」とは、7つの玉のうち上下の2つの玉が基点となって、

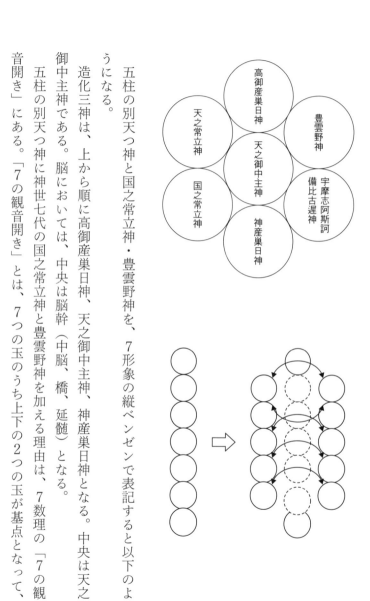

その間の5つの玉が左右に開く原理である。国之常立神と豊雲野神の二柱だけは獨神で、他の十柱は双神《ならびかみ》として対になっている理由でもある。上下の2つの基点が、国之常立神と豊雲野神であることは言うまでもない。

日本神話の国生み（イザナギ　イザナミ）

「天上である高天原に住んでいる神様たちは下界を見下ろしました。下界は生まれたばかりで、海の上を何かがどろどろし、そしてふわふわしていてまったく固まっていませんでした。このままではいけないと高天原の神様たちは下界をどうにかしようと、イザナギとイザナミの二柱の神様に、天沼矛《あめのぬぼこ》という大きな矛を授けて、下界をしっかり固め、国造りをするよう遣わせました。

イザナギとイザナミの二神は、天上から地上へと繋がっている天《あめ》の浮橋《うきはし》の上から矛の先でどろどろになっている下界をかき混ぜました。矛の先でかき混ぜるたびに『こおろ、こおろ、こおろ』と、大きな音が響いてきました。二神が矛をそうっと引き揚げると、ぽたぽたと矛の先から落ちた雫《しずく》が固まって、一つの島ができあがりました。ひとりでに固まってできたことから、この島は『おのころ島（自凝島）』といわれています」

伊邪那岐神（イザナギ）と伊邪那美神（イザナミ）は、神世七代の最後に登場する神で、上記したように日本の国土を創った神である。また、この二神が男女の契《ちぎ》りをする際に、男女の順番を間違えたために最初に生まれたのが手足の無い水蛭子《ひるこ》。次々とその間違いを正すことによって、国とその国を治める神を産んだ、と神話にある。

最近の高度不妊治療によって、受精が成立しても染色体異常によって子宮内に着床できなかったり、着床しても流産になっているケースが意外にも多くあることが判明している。このことを、水蛭子神話は暗示する。

国生み神話が教える長幼の序

イザナギは左から、イザナミは右から柱を回り、そして対面する。まずイザナミが先に口を開く。「ああ、なんといい男でしょう」続けてイザナギが言う。「ああ、なんと美しい女だ」そして二人の間に最初の子が誕生した。その名は水蛭子。しかし、水蛭子は不具の子として生まれてしまった。そのため、ヒルコは葦の船に乗せられて海に流される。

別天《ことあま》つ神になぜか問うてみると、女のイザナミから声をかけたのがよろしくないとのこと。そこで、今度はイザナギから声をかけて、淡路島や四国をはじめとする大八島《おおやしま》（日本列島）や神々を生んだ。

この国生みの神話の中には、序列の重要性が説かれている。人間が集団生活をする以上、序列は不可欠である。そして、生活の知恵として礼節が生まれてくる。

「礼節乱れれば病生ず。是、長幼の序」

男女平等や女性の権利が声高に叫ばれている昨今、「男が先、女は後」などと言おうものなら、何を言われるか分からないが……。仕事柄、外来でよく下の子供ばかりを可愛がっている母親を見かける。上の子は、母親の顔色を窺って萎縮しているか、ヒステリックに攻撃的になっている。その原因は、母親が長幼の序を乱していることにある。このようなケースでは、私は母親に以下のような話をする。

「お母さん、下の子に手間がかかるのはよく分かります。だからといって、『お兄ちゃんだから、お姉ちゃんだから、我慢しなさい！』と、上の子を力ずくで抑え込んではいけません。頭ごなしに叱ってはいけません。

外食した際には、まず上の子に何を食べる？　とその要求を聞いてあげてください。下の子の世話はその後です。この順序だけは絶対に守ってください」

このように話すと、上の子はニコッと笑う。やっと自分を理解してくれた、と安堵の表情を浮かべる。この長幼の序を守るだけで子育ては大きく改善される。下の子を虐《いじ》めていた上の子は、優しくなって下の子の面倒をよくみるようになる。兄として、姉としての自覚ができてくる。母親がほんの数分の手間をかけるだけだが、その効果は絶大である。

祭りと月経

「受精卵は卵管内の線毛の動きにより子宮へと運ばれていく」という風景が、筆者には褌《ふんどし》姿の若衆たちがワッショイ、ワッショイと大声で叫びながらお神輿《みこし》を担ぐ姿と重なって見えてくる。線毛が褌姿の若衆、神輿の中には受精卵が鎮座している。

多くの女性は、月経の初日を起点にして月経の周期を捉えているが、正しくは排卵日である。排卵日を起点にすると、月経は祭りの後の大掃除であることが身をもって体感することができる。この起点の捉え方の相違が女性の心身に多大な影響を及ぼす。

つまり、起点を月経の初日にすると、また月経が始まった、憂鬱《ゆううつ》だなあ……と思ってしまう。しかし、排卵日を起点にすると、祭りの後の大掃除と思えて月経がたいへん楽になる。

排卵は、月に一度のお腹の中でおこなわれる祭りである。天から舞い降りてくる天女（卵子）を褌一丁の裸若衆たち（精子）が今か今かと空を見上げながら待ち受けている。舞い降りてきた天女を神輿の中に入れて、その神輿を担ぎ、裸若衆たちは所狭しと町中を勢いよく踊りまくる。

女性には、月に一度、自分が主役のお祭りが催されるのだ！　お祭りを盛大に楽しくするか否かは、主役の女性の双肩にかかっている。憂鬱な顔をした天女では祭りは盛り上がらない。とびっきりの笑顔で、明るく、天真爛漫《らんまん》な天女だと、祭りは盛大に盛り上がる。

医学的には、月経は排卵の後始末としてあるもの。つまり赤ちゃんができたときに、新鮮できれいな部屋に住めるように、月に一度子宮を大掃除するわけである。しかし、このような頭の解釈では月経に対して良いイメージを持ちにくい。月経は文学的に壮大な宇宙ドラマとして捉えた方が女性には実感しやすい、しかもロマンと夢を月経に対して持てるようになる。月経は祭り後の大掃除であることが実感でき、少しも苦にならなくなる。

女性は月に一度の月経を正せばだいたいの病気は片が付く。たかが月経痛、月経不順などと思ってないがしろにしてはいけない。排泄《はいせつ》が不完全な月経を繰り返していると、子宮筋腫や卵巣のう腫、腎臓などの臓器の異常だけでなく、肥満や冷え性、手足のしびれ、腰痛、神経痛、情緒不安定、耳や鼻の異常などの原因ともなる。

毎月、それも何十年も続く月経できちんと排泄ができている人とそうでない人の差は、ものすごく大きい。きちんと排泄ができる月経を繰り返せるようになるだけで、多くの心身の問題は解決される。

孵化（ハッチング）

胚盤胞の発達及び子宮粘膜に着床するまでの過程は、最近の高度不妊治療によって随分と克明にその詳細が分かるようになってきた。例えば、胚盤胞移植という高度不妊治療がある。着床時期の採卵5日目まで胚を体外培養し、胚盤胞に到達した生命力のある胚を子宮内へ移植する方法である。まさに、神に代わる所業である。現代医療技術は神聖なる神の領域にまで達している。

複数の初期胚を体外で胚盤胞まで培養すると、およそ半分の胚は途中で分割が止まってしまう。このことから、私たち人間の胚の半分以上に偶発的に何らかの染色体異常が起こっていることが推測される。受精が成立しても染色体異常によって子宮内に着床できなかったり、着床しても流産になっているケースが意外にも多くある。

胚盤胞の子宮粘膜への接着は、子宮内膜の分泌物が胚盤胞の外側にある透明帯（卵の殻

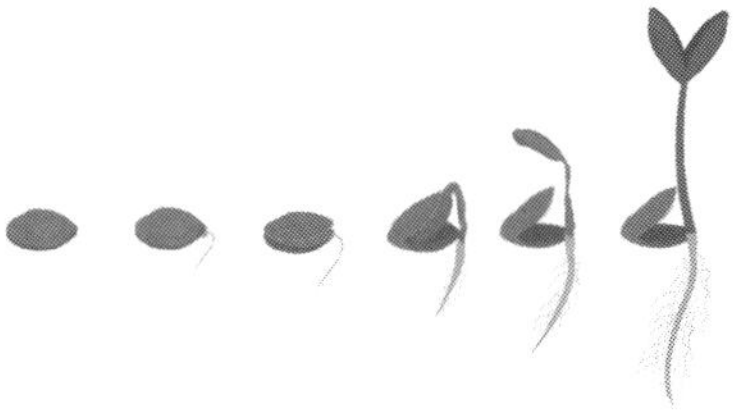

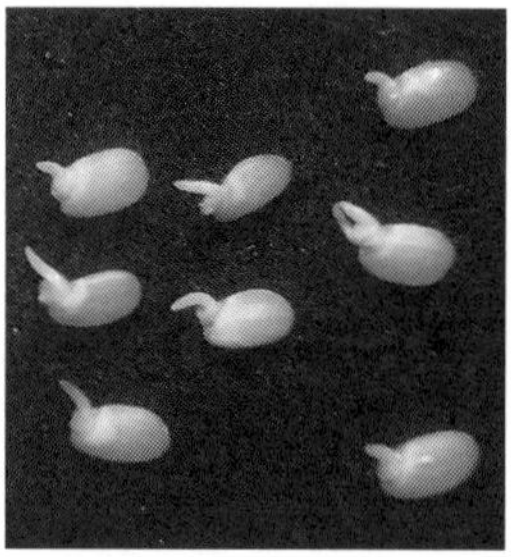

玄米の発芽

に相当する部分）を剥がし、消滅させることから始まる。透明帯が破れると孵化（ハッチング）が始まる。胚の中身が、子宮内膜の中へまるで植物が大地に根を張るように絨毛（胎盤のもと）になる部分をもぐり込ませていく。

現代の高度不妊治療において、うまく孵化できない胚は着床できないことが分かっている。孵化を助けるために、ハッチングが起こりやすくなるように、移植前の胚盤胞の透明帯にあらかじめ穴を開けたり薄くしたりする孵化補助（アシステッド・ハッチング）という技法もある。ちなみに、孵化（ハッチング）は3・8木局の原理である。3・8木局は植物が発芽する原理でもある。

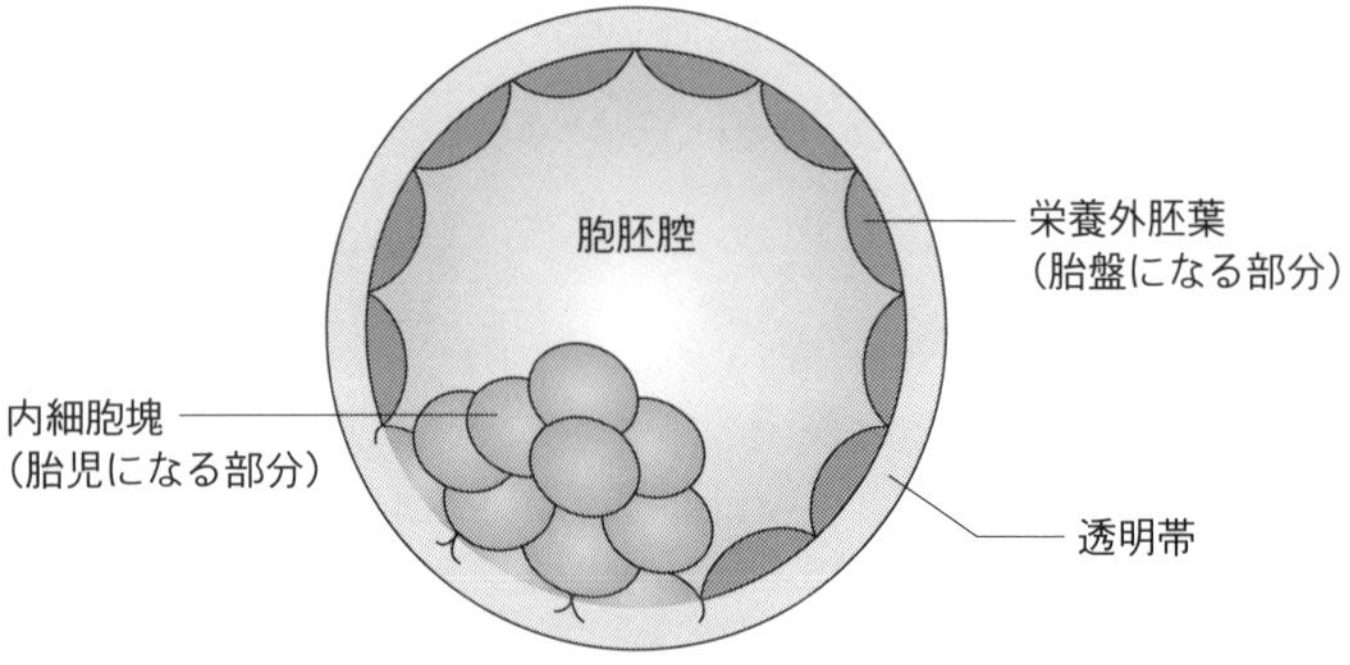
胞胚腔
栄養外胚葉
（胎盤になる部分）
内細胞塊
（胎児になる部分）
透明帯
胚盤胞

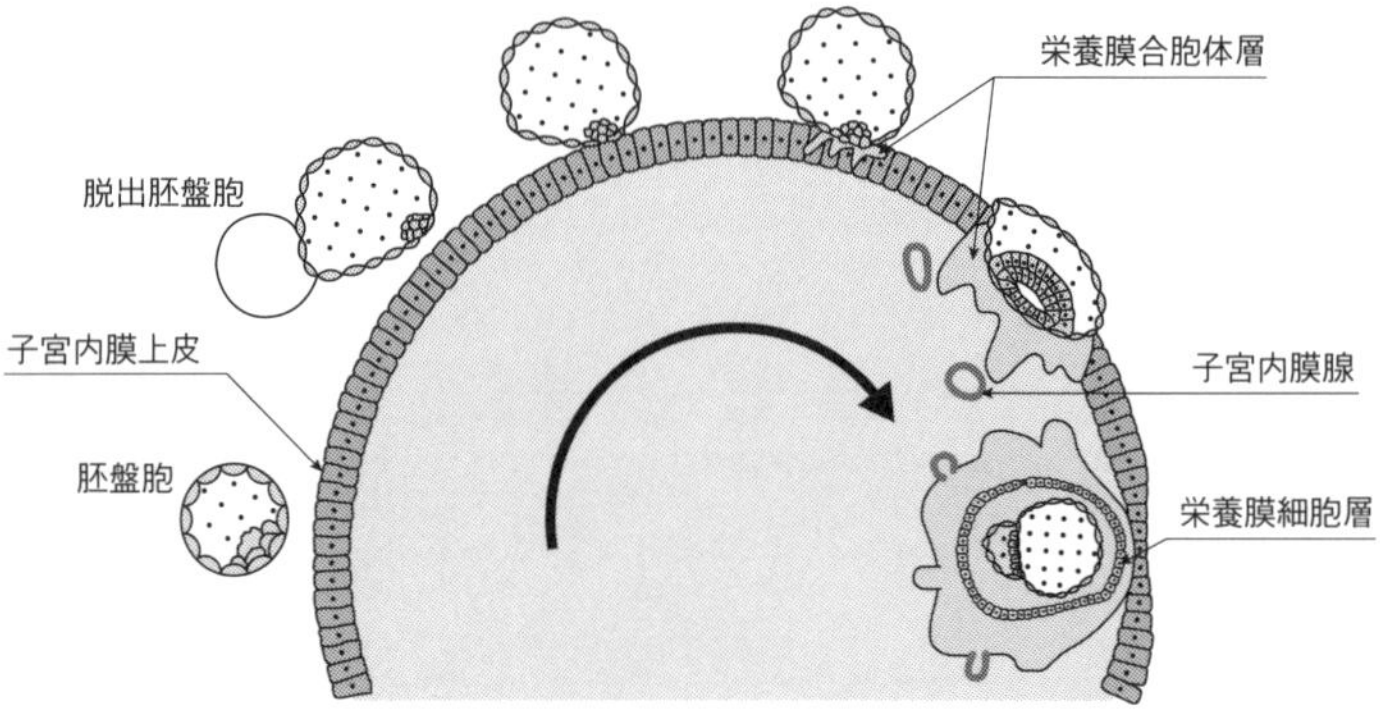
栄養膜合胞体層
脱出胚盤胞
子宮内膜上皮
子宮内膜腺
胚盤胞
栄養膜細胞層
孵化（ハッチング）

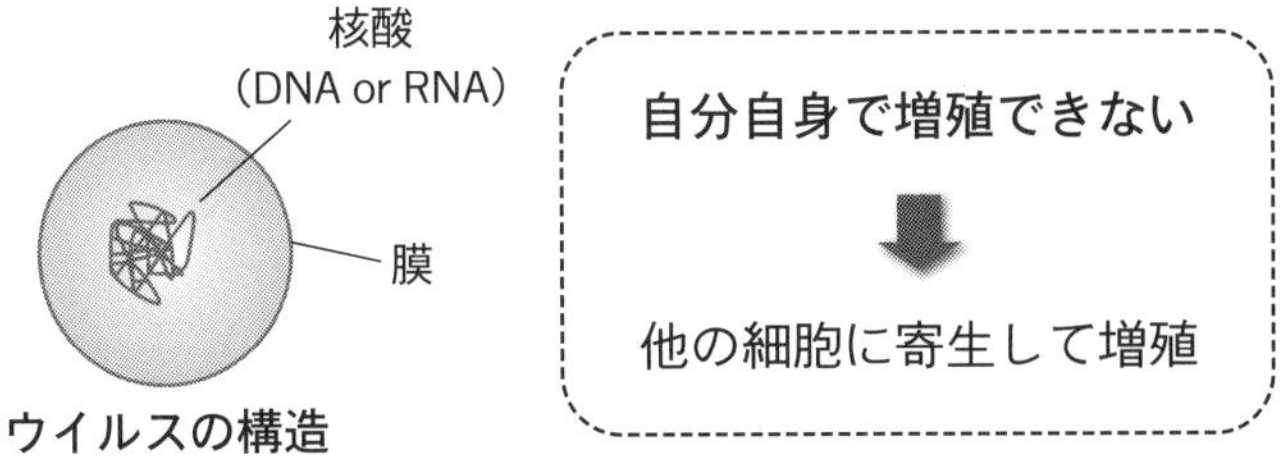

◇ウイルスの発芽（脱殻）

ウイルスの基本構造は、カプセル（膜）とその内部の遺伝情報だけである。遺伝情報とは、ＤＮＡまたはＲＮＡである。ウイルスはその種類によってＤＮＡをもつものと、ＲＮＡをもつものがある。

細菌にはタンパク質合成に関わるリボソームなど、自分自身で生きていくための機能が備わっているが、ウイルスにはそのような機能がまったくない。ウイルスは自分だけの力で増殖する能力を持たないため、他の生きている細胞に寄生する必要がある。そのため、ウイルス感染の最初は「他の生物の細胞表面に吸着すること」から始まる。

ウイルスが細胞に吸着した後、細胞内へと侵入していく。このとき、ウイルスは保有しているＤＮＡまたはＲＮＡなどの核酸を細胞内へ遊離させる。ウイルスによってＤＮＡをもっていたりＲＮＡを保有していたりするため、遊離する遺伝子がＤＮＡかＲＮ

◎ウイルスの増殖過程

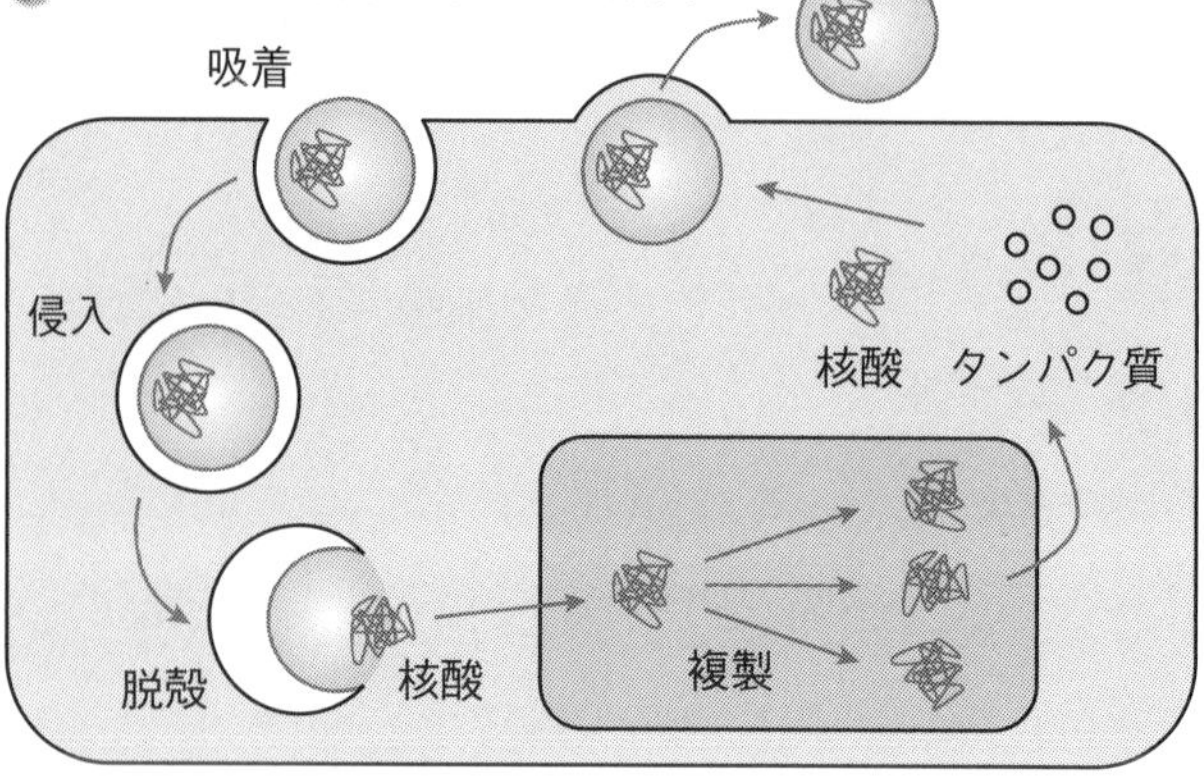

Ａかはウイルスの種類によって異なる。

ちなみに現在、世界を混乱に陥れているコロナウイルスはＲＮＡウイルスである。なお、ＤＮＡやＲＮＡなどの核酸が遊離するためには、ウイルス細胞の膜が分解される必要がある。細胞の膜が破壊されて核酸（ＤＮＡやＲＮＡなど）が細胞内に侵入してくる過程を脱殻《だっかく》と呼ぶ。

脱殻によって細胞内に遊離したＤＮＡやＲＮＡなどの遺伝子が核の中に取り込まれると、今度は細胞を乗っ取ってウイルス自身のタンパク質や核酸を合成させるようにプログラムする。これによって、ウイルスの複製に必要なタンパク質や核酸（ＤＮＡまたはＲＮＡ）を大量に合成するようになる。最終的には、ウイルスが複製される。細胞内で新しいウイルスができあがると、このウイルスが細胞から放出される。そして、次の細胞へと感染する。

膜に包まれてDNAやRNAの遺伝情報をもつウイルスは、5・10土局した存在である。そして、膜（カプセル）が破れて膜の外へDNAやRNAが出てくるのは、玄米が発芽するのと同様に3・8木局である。

　玄米は水を加えることによって発芽するが、ウイルスは他の生きている細胞に寄生して発芽する。玄米が100年経とうが1000年経とうが水を加えると発芽するように、ウイルスもまた空気中や宇宙空間を長きにわたって漂い続け、他の生きている細胞に寄生して脱殻（発芽）する。

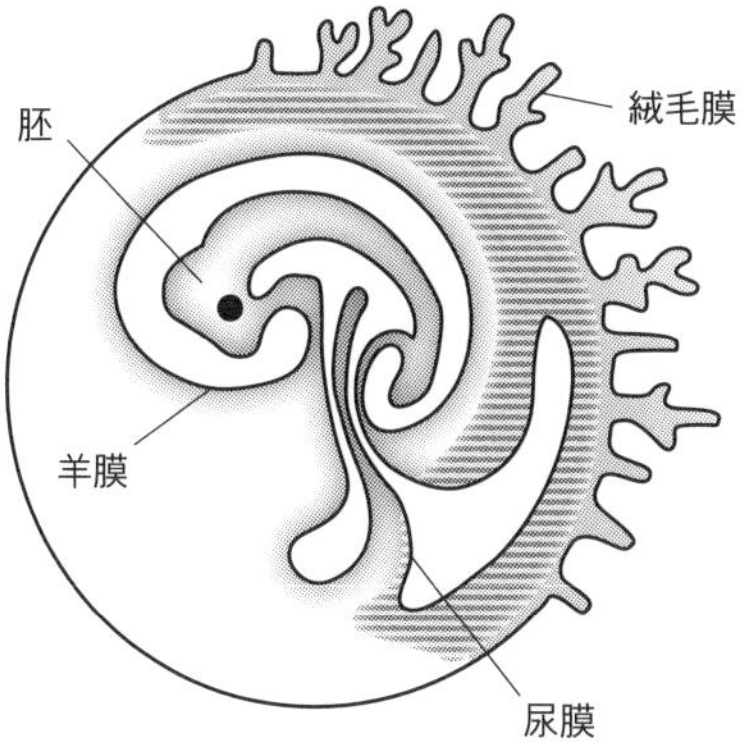

胎芽

胎芽

　創世記では天地と万象は7日をもって完成したとあるので、胚盤胞の子宮内膜への接着をもって壮大なドラマはその幕を下ろしたとみなす。第二幕は、胎芽の登場からスタートする。日本神話の伊邪那岐神と伊邪那美神による国生みの物語の始まりである。

着床した受精卵はさらに分裂を繰り返しながら、子宮内膜の中へ植物が大地に根を張るように絨毛（胎盤のもと）になる部分をもぐり込ませていく。そして、胎児のもとになる胎芽へと変化していく。

具体的には、受精後13日目に初期分化が始まり、14日目頃から「原始線条《げんしせんじょう》」と呼ばれる筋ができて、さまざまな細胞や臓器が作られ始める。原始線条は左右対称性を確立し、原腸陥入《げんちょうかんにゅう》が起こる場所や胚葉形成の開始の決定に関与する。

19日目頃に心臓の原基が形成されて、やがて拍動を始める。28日目には原始心臓が形成される。脳の原基は少し遅れて32日目頃に形成される。8週（妊娠10週に相当）前後になると、ほとんどの臓器が完全に形成される。ただし脳と脊髄は、妊娠期間を通して発達を続ける。

胎芽の時期、すなわち受精後3～8週の間に多くの器官の原基が形成される。そこで、この時期を器官形成期と呼んでいる。胎児の奇形のほとんどはこの時期に起こる。各種器官が形成されるこの時期は、薬や放射線、ウイルスの影響を強く受けるからである。特に、受精後19～37日（妊娠2ヶ月頃）は、限界期あるいは敏感期といって、受精卵は化学物質に対して非常に敏感な時期である。有害な化学物質に曝《さら》されると、先天的な異常など取り

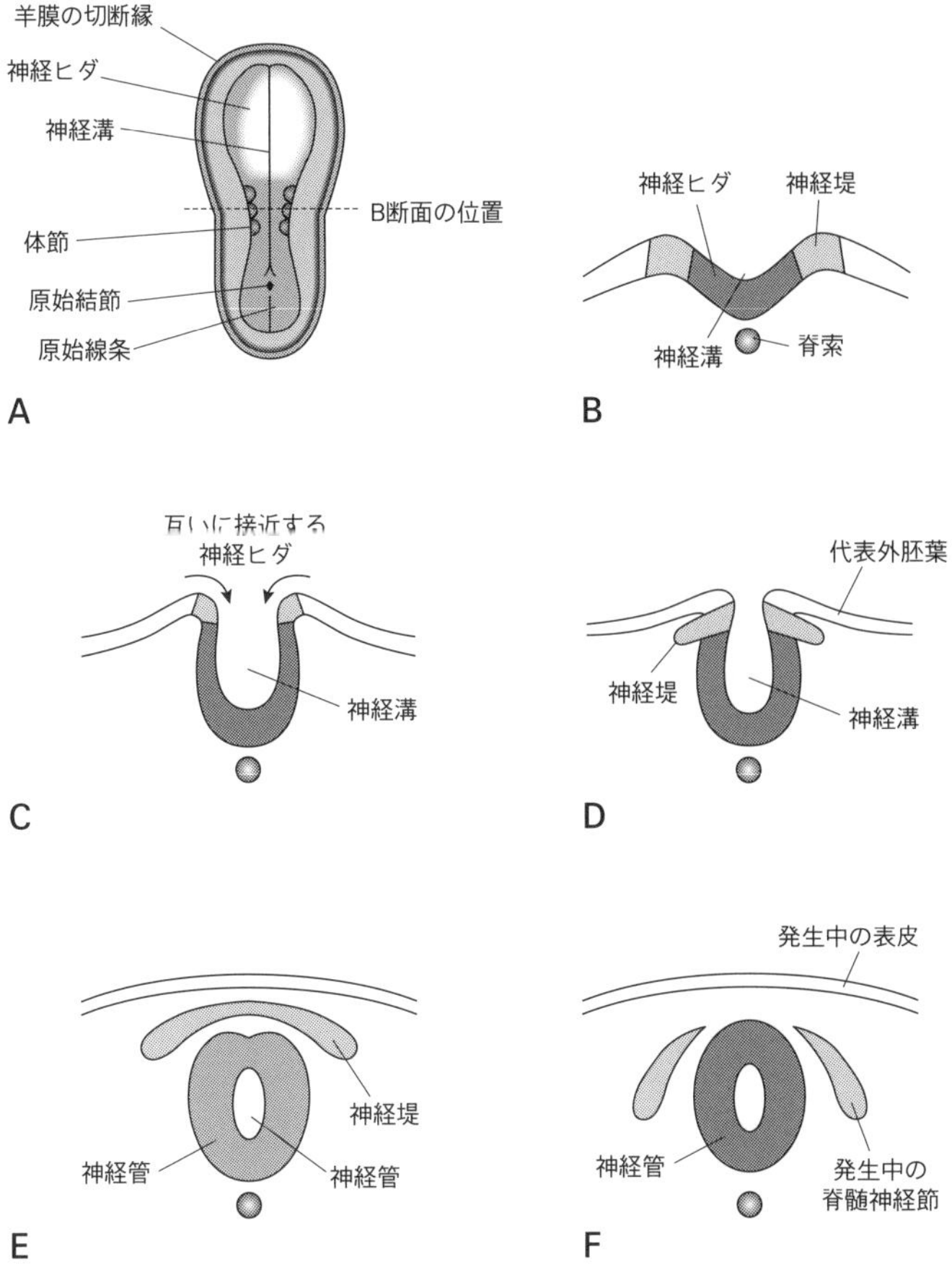

神経溝、神経管及び神経堤の形成を示す胎齢順（A→F）の胚子の横断面図

返しのつかない障害をもって生まれてくる可能性がある。

臨界期は臓器によって時期が異なる。脳は3〜11週、心臓は3〜7週、四肢は4〜6週、顔面は6〜8週。

原初の海に、太古の原形質（原初生命体）が生まれたのが、今から38億年前の昔といわれている。以来、この海水の中で営々と進化を続け、そのあるものは、少なくとも5億年前に脊椎動物の祖先となり、やがて、それが陸地への上陸を敢行《かんこう》する。この悠久の物語が、母胎の中では、わずか1ヶ月余りの時の流れで再現される。胎児の姿形というのは、日々刻一刻と変化していく。1個の受精卵が妊娠期間中のおよそ270日の間に、徐々に人間の「姿形」にまで変容していく。

受精卵の姿から、脊椎動物の始祖として海の中で生を受けた原始魚類、陸に上がった古代魚、そして鰓《えら》呼吸から肺呼吸へと移った両生類、爬虫類、哺乳類、といった具合に、その姿を次々と変えながら、胎児は大きくなっていく。その変容していく様を解剖学者三木成夫《しげお》氏は、『胎児の世界』（中公新書）の中で次のように記している。

「胎児は、受胎の日から指折り数えて30日を過ぎてから僅か1週間で、あの1億年を費や

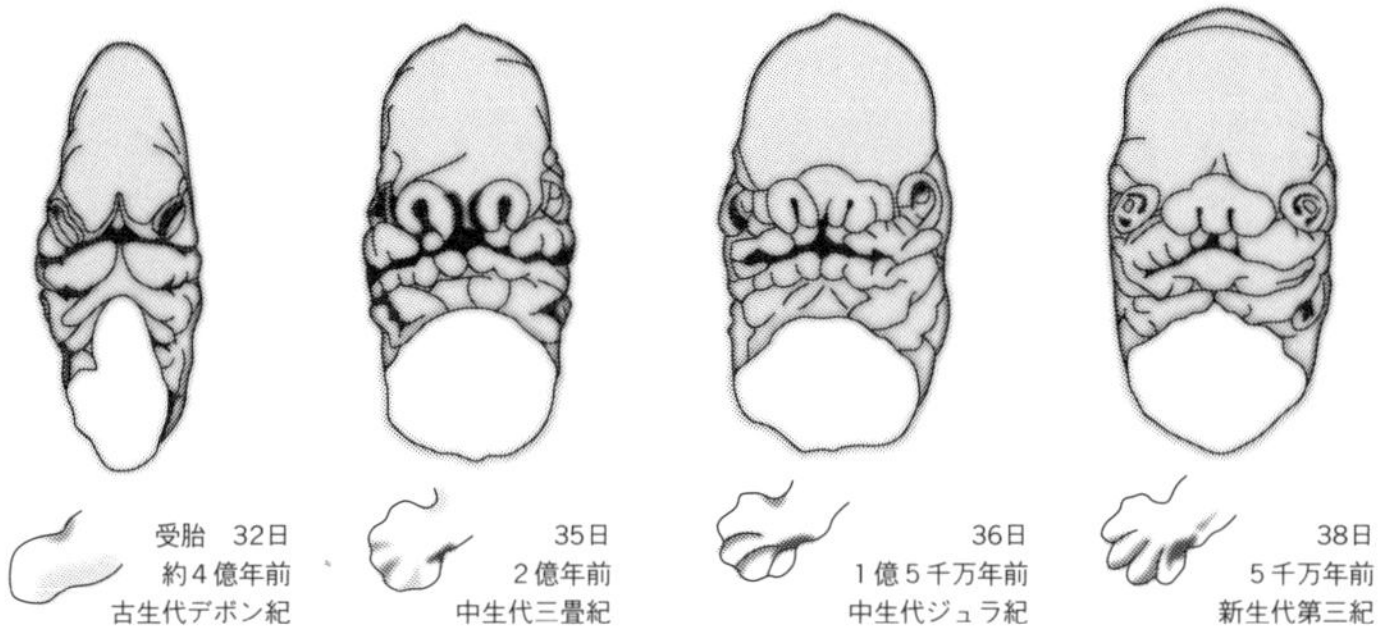

進化の成長の周期性　人胎児の顔貌変化　三木成夫氏出典より

した脊椎動物の上陸誌を夢の如くに再現する。

32日の胎児は古代魚類、34日は魚類から両生類、36日は原始爬虫類、38日は先の爬虫類から既に哺乳類の世界へ足を向けていることは、もはや疑いの余地はない。そして、40日の顔貌には、爬虫類と哺乳類に新しい人類の面影が加わる。もはやヒトと呼んで差し支えない一つの顔がある。こんな面影は、街を歩けばいくらでもお目にかかれるであろう」

また三木は、人間の胎児は母親の子宮の中で受胎32日から1週間にかけて劇的な変身を遂げる。この時に悪阻（つまり）が始まり、胎児も危険な状態になり流産を起こしやすくなるとも述べている。

胎児

胎芽embryoはギリシア語の「膨らみ」という意味、胎児fetusはラテン語で「子」を意味する。外見上は、単なる膨らみに過ぎなかったものから人間らしい姿形になったということだろう。

胎児は、子宮内で胚が器官原基の分化が完了してから出産までの期間をいう。胎児期になると細胞分裂は徐々に低下する傾向にあるのに対して、細胞の肥大が進行し、両者が同時に進行する時期が続き、最終的には細胞の肥大が優位になる。

胎児の生理学的特徴として、「極めて早い速度で発育・発達する」、「胎盤循環に強く依存している」、「母体子宮内・羊水中に存在する」などがある。胎児の外見的な変化としては、妊娠2ヶ月では2頭身、4ヶ月では3頭身、10ヶ月では4頭身となる。

妊娠2ヶ月（4～7週）

胎芽期で器官形成期。器官形成期は奇形発生の臨界期なので、母親は放射線、薬物、感染症などに注意する必要がある。悪阻（つわり）が始まる。妊娠6週では心臓と脳が形を現し、胎芽心拍動が観察できる。心臓が血液を送り出し、手と足と耳ができ始める。

妊娠3ヶ月（8〜11週）

ここから胎児期になり、人間らしい形になってくる。鼻や口唇、まぶたができ、心拍動がしっかりしてくる。口蓋が形成され、手足の区別がついてくる。腎臓が機能し始め胎児はオシッコをすようになる。羊水量が次第に増えてくる。胎盤とへその緒が形成されるが未完成である。超音波ドップラーで胎児心音を聞くことができる。

ヒトは、女性が原型である。妊娠初期の頃は女性の性器の形をしているが、妊娠6、7週頃にY染色体にある遺伝子が働くと、男性ホルモンが出て、女性型を男性型に変える。

妊娠4ヶ月（12〜15週）

脳が急成長し、神経細胞の髄鞘《ずいしょう》化が始まり、間脳や大脳辺縁系が発達してくる。骨格がしっかりしてきて、各臓器の基本的な形がほぼ完成する。手足の形、外性器の形もできあがる。顔のつくりが整ってくる。

羊水を飲み、嚥下《えんげ》反射も見られるようになる。妊娠4ヶ月の終わり頃に胎盤がほぼ完成する。超音波で胎児の性別が分かるようになってくる。

妊娠5ヶ月（16〜19週）

妊娠中期に入る。安定期に入り、聴診器で胎児の心音を聞くことができる。視神経が発達し、眼球運動が見られる。骨格や筋肉が発達し、活発に動くようになる。内耳の蝸牛が完成、海馬も成長し始める。爪や髪の毛、まつ毛が生え、全身にはうぶ毛が生えてくる。指しゃぶりを始める。腎臓と膀胱がほぼ完成する。

腎臓は妊娠3ヶ月頃から機能し始め、5ヶ月頃に完成する。この期間の母体の栄養状態が生まれた子供の栄養状態、栄養吸収能力に反映される。近年、眼が悪くメガネをかけている子供をよく見かけるが、それはこの期間中の母親の栄養不良が原因になっている。

妊娠6ヶ月（20〜23週）

口すぼめ、まぶた開閉。羊水量が増え、よく動き回転するので、母親は胎動を感じる。肺、皮膚、消化器などはまだ正常に機能していない。永久歯のもとがつくられる。

我が国の母体保護法によると、中絶手術ができる時期は「妊娠22週未満」と決められている。この期間を過ぎてからの中絶手術は、倫理的な問題と母体のリスクを考慮して、いかなる理由でも認められていない。

妊娠7ヶ月（24〜27週）

聴覚が発達し外界の音が聞こえるようになる。味覚や嗅覚も徐々に発達してくる。手を開いたり閉じたりする。体の向きを変える。20分間隔で睡眠と覚醒を繰り返すリズムがついてくる。

それまで無表情だった胎児が、妊娠25、26週頃になると、ニヤッと笑うような表情を見せる。あくびやしゃっくりは、もっと早い時期からしている。

妊娠8ヶ月（28〜31週）

妊娠後期に入る。内臓や中枢神経が、かなり発達してくる。聴覚神経はほぼ完成する。皮下脂肪が増えて丸みを帯びるようになる。呼吸様運動が見られるが、肺の発育は不十分。未熟児医療が発達していなかった頃は、妊娠28週での早産で生まれた赤ちゃんなら生きていけるが、26週以下では生きていけないといった明確な線引きがあった。

妊娠9ヶ月（32〜35週）

ほとんどの胎児は、頭位（頭を下にした）の姿勢となる。性器の完成。人間の胎児の臓器の中で最後まで完成できないのは脳であるが、生まれて最初に大事になってくるのが肺である。ところが臓器の中で、例えば肝臓や腎臓は完成していても肺はまだできていなくて一番遅い。35週より前には肺は完全にはできていない。破水することによって、胎児の肺は急速に発達する。

つまり、破水という1・6水局の原理が肺の急激な発達の引き金を引く。このことからも、肺と腎臓は密接な関係にあることが分かる。母親の狭い産道を通るときに肺胞液をぎゅーっと絞り出して生まれ出る。肺は圧縮された状態になっているので、出産後まず最初に空気を吸い込む。そして、息を吐きながらオギャアと力強く産声をあげる。

帝王切開の場合は、経膣分娩のように肺胞液をぎゅーっと絞り出すプロセスがなく、肺に肺胞液が入ったまま生まれるので、まずチューブを鼻から挿入して肺胞液を吸引する。経膣分娩で生まれた子供のように出産直後に元気よく産声をあげることはなく、赤ら顔でぼーっとした感じを経て、しばらくしてから産声をあげる。

巷で、人間はオギャアと息を吐いて生まれ、死ぬ時は息を吸って亡くなると言われているようだが、厳密にはこの説は間違いである。生まれた時は、吸気が先である。吸気がなければ呼気は生じない。

妊娠10ヶ月（36～39週）

子宮外での生活に対応する準備が整う。妊娠40週の最初の日が妊娠280日目、出産予定。

妊娠3ヶ月の胎児に霊魂が宿る

神道系教団大本の教義には、霊魂が主で肉体は従、肉体は霊魂の器であるとある。また、心臓の鼓動は霊魂を繋ぐ命脈で、この鼓動がまったく止むまで霊魂は肉体を離脱しないとある。

では、霊魂はいつ肉体に宿るのであろうか？　受精した直後か、出産した後か？　心臓との関係はいかに？

冒頭でも触れたが、三度の臨死体験をした木内鶴彦さんに直接聞いた話によれば、臨死体験中に妊娠3ヶ月頃の胎児の中に意識を入り込ませようと試みたところ余りに競争率が激しくて他の霊魂によってはじかれたと言う。妊娠3ヶ月頃になると、多くの霊魂が我先にとその胎児の肉体の中に入ろうとしていたとのこと。

驚いたことに、何と過当競争とのこと。

我先にと待ち構えている霊魂がたくさんいるとは……。例えるなら、有名監督による映画の主役募集みたいなもの。まず書類審査で落とされ、そしてオーディションで篩《ふるい》にかけられ、選ばれるのはわずか1名のみ。

「好き好んで産んでくれと誰が頼んだ！　あんたたちの快楽の結果だろう！」親子喧嘩《げんか》で時折聞く言葉である。しかし、真相はその子供の霊魂が過当競争に勝ち残った結果である。好き好んで生まれてきたのは子供の霊魂の方だった。

木内さんの言う妊娠3ヶ月頃の話に、心臓形成を絡めて医学的な解説を加えてみよう。

心臓血管系は、胎芽の中で早くから動き始める主要器官の一つである。心臓や血管がなければ、胎芽の発育に必要な栄養や酸素を届けることができない。卵子や皮膜から受け取っていた栄養分は、ずっと以前に尽きている。

心臓形成は受胎20日から心臓弁が完成する8週までである。心臓は22日までに収縮の蠕《ぜん》動《どう》をする原始心臓である心筒《しんとう》として始まる。そして、22か23日目、一つの心臓細胞が命の鼓動を刻む。ちなみに、妊娠9週頃になると超音波を使った医療機器（超音波ドップラー）で聴取が可能となる。

心臓形成が完成する8週は、胎芽期と胎児期の境目となっている。つまり、心臓が完成して、胎芽期から胎児期へと移行するのである。このことは、胎内期における心臓のもつ優位性や胎児の発育・発達にとって心臓の存在がいかに大きいかという一つの証になるであろう。

木内さんは、霊魂は妊娠3ヶ月頃の胎児に入ると言ったが、正確には心臓形成が完成する妊娠8週である。野口整体では、妊娠8週を過ぎて初めて妊娠という言葉を使う。妊娠8週未満を妊娠とは言わない。そして、安胎目的に妊娠8週過ぎた頃に骨盤をショックする。つまり、胎児に霊魂が入って初めて妊娠が成立するということだ。

羊水

胎児は母胎の中で、およそ270日間、羊水に浮かんで成長する。そこでは、この液体が、胎児の口の中はもちろん、鼻の中、耳の中など、およそ外に通じるすべての孔（穴）に入り込み、体の内外をくまなく潤い尽くす。妊娠3ヶ月に入ると、一人前に舌なめずりをおこない、舌つづみを打ち始める。身長はわずか4センチで3頭身ほど。

来る日も来る日も、胎児は羊水を飲み込む。そうして羊水は、胎児の食道から胃袋までをくまなく浸し、やがてそれは幽門《ゆうもん》の関所を越えて腸の全長に及ぶ。この羊水の中には、当然、垂れ流しの胎児の尿も含まれている。

まだある。胎児は羊水を飲み込む。もちろん、吸うだけではない。当然、吐き出す。吸って、吐く。これは呼吸ではないだろうか。「羊水呼吸」だ。胎児は半年以上にわたって出産の日まで続ける。当然、胎内ではへその緒を介して血液のガス交換が営まれているので、どんな呼吸も必要ないが……。母親のお腹の中で羊水に浮かんだ胎児が営む羊水呼吸は、何かあの太古の海の鰓呼吸を思わせはしないだろうか。

そもそも、羊水はどこから来るのだろうか？

妊娠10週の羊水と、生まれる直前の羊水では、その成分がまったく違う。生まれる直前の羊水の成分はほとんど尿と同じ。妊娠初期の羊水は血清とほぼ同じ。つまり、母親の血液である。胎児は母親の血液の中で育ち、妊娠3ヶ月頃から腎臓が形成され、尿を排出するようになり羊水量は徐々に増えていく。

なぜ、羊水は濁らないのであろうか？　胎内は外界と隔絶された密室である。だから、胎児の生活環境である羊水は淀み濁ってきてもおかしくない。そうならないのは、胎児自身が努力をして羊水の入れ替えをしているからである。汚れた羊水を飲み、腸管で濾過《ろか》し、胎脂《あぶら》（お腹の中にいる時から赤ちゃんの肌を守っている脂）、毳毛《ぜいもう》（生まれたばかりの赤ちゃんに生えている濃い産毛《うぶげ》）、あるいは羊水にこぼれ落ちた細胞などを胎便として溜め込んでいる。また、尿量を増減することで羊水量を調節している。胎児は母親に完全に依存した存在ではなく、自分の環境を住みよいものにするために人知れず努力をしている。

胎児は鼻から羊水を吸い込み、鼻からぴゅーっと吐き出す。口から羊水を飲み込み、口から吐き出すことはない。胎児は鼻でしか呼吸はしていない。生まれたばかりの新生児もまた鼻呼吸である。口で呼吸ができないので、新生児が鼻を詰まらせるとものすごく苦しむ。

胎児は、便を排出しない。腸の中に溜め込む。それが胎便である。しかし、低酸素状態になると脱糞する。そうすると羊水が濁る。羊水混濁という病的所見であり、胎児が弱るので一時も早く産ませなければならない。元気な赤ちゃんは最後まで羊水が綺麗である。

胎盤

受精卵とウイルスの決定的な違いは、胎盤の有無にあると言っても決して過言ではない。胎盤を形成できないウイルスは、他の生物への寄生という形でしか自らを増殖させることはできない。一方、受精卵は母体との共生で器官の原基を形成し、成長を遂げてゆく。

胎盤は三層構造になっている。胎児側からの血管、母胎側からの血管、その間にある細かい絨毛血管が張り巡らされた絨毛間腔《かんこう》である。妊娠7週頃から形成され始め、妊娠4ヶ月頃となる妊娠15週には完成する。直径は約20センチ、厚さ2〜3センチにまで成長しに、無数の血管の集まりである。

母体の血液から酸素や栄養を受け取り、胎児の血液から二酸化炭素や老廃物を母体に戻すというやりとりは、絨毛間腔《じゅうもうかんくう》で行うため、母体の血液と胎児の血液が直接混ざり合うことはない。もし両者の血液が混ざり合えば、胎児は母体のもつ免疫の働きによって拒絶されてしまう。母体にとって胎児は異物でもあるわけだから。胎盤があるからこそ胎児は母体から異物として排除されない。進化の過程で胎盤を獲得した生命のもつ合目的性にはただただ驚かされるばかりである。

胎盤は、さまざまな臓器の代わりをしている。母体の血液から酸素を受け取り、いらなくなった二酸化炭素を再び母体の血液に戻す肺の働き。栄養物を取り込み、老廃物を排出する消化器や腎臓、肝臓の働きの他に、胎児に必要な抗体を取り込みつつ、有害物質や細菌をシャットアウトする働き。また、妊娠継続のためのホルモンを作り出す働きもしている。

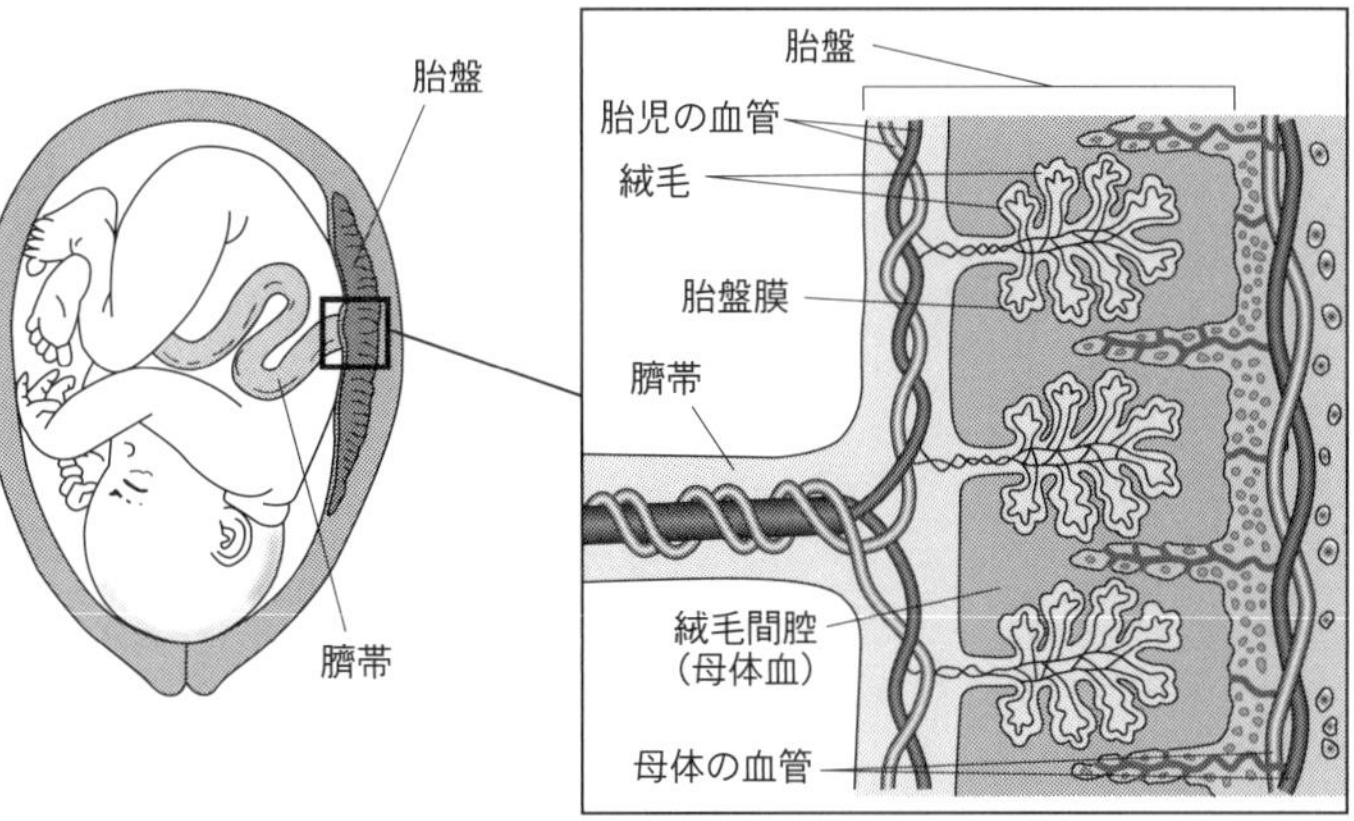

胎盤におけるガス交換

元長崎大学医学部産婦人科教授・増崎英明氏は、『密室　閉ざされた世界、その探究、そして脱出』（木星舎）の中で以下のように述べている。

胎盤には3つの矛盾が存在する。一つは子宮と胎盤の関係。妊娠中に決して剥がれてはならず、一方で分娩後は速やかに剥がれなければならない。早期剥離《はくり》、遅延剥離、いずれも母親の生命を危うくする。この矛盾の克服には、脱落膜の存在が必須である。子宮内壁に敷き詰めた絨毯（脱落膜）に胎盤を密着させ、剥がすときは絨毯ごと剥離させるのである。

次の矛盾は、胎児・胎盤循環の問題である。出生後の胎児は無理なく胎盤から離れて、自分だけの循環へ移行できなければならない。そこで、胎児と胎盤の血流を互いに並列に配置した。その結果、直列に配置する場合に比べて胎児の酸素濃度は低くなってしまった。ただし、それで無理のない分離ができるようになった。

そして第三の矛盾は、母体と胎児間の循環。母親と胎児は父親を介した半異物なので、血液型が違うなど、直接血液が入り混じるわけにはいかない。しかし、ガス交換や栄養輸送は必要である。そこで母子の間に胎盤が入り、絨毛間腔で直接血液を触れ合わせずに物質交換を行う機構ができた。

胎盤と胎児は、姿は違っても同じ受精卵から発生した一卵性双胎である。しかしその寿命はまったく違う。胎盤は胎児が生まれる頃には石灰化してボロボロになっており、出産と同時に寿命は尽きる。一方、胎児は生まれ出てから成長、成熟、老化してやがて死を迎える。およそ80余年の寿命がある。5・10土局の原理である。

胎盤とウイルス

近年、胎盤形成に関わる遺伝子は、自然な進化では説明がつかないほどに起源が異なっていることが分かってきた。この謎を解明するカギとなるのが内在性ウイルスである。ウイルスが動物に感染すると、その遺伝子が宿主のＤＮＡに取り込まれることがある。つまり、ウイルスの遺伝子から、胎盤形成に関わる遺伝子を取り入れていることが明らかになったのである。

ウイルスというと病気の原因というイメージが強いが、遺伝子を運ぶという観点からは有用な遺伝子を運んでくる可能性もある。当然、胎盤以外にも生存に有利な形質の中にはウイルスがもたらしたものがあることが推測される。野口整体では、ウイルス感染症である麻疹《はしか》・耳下腺炎《じかせんえん》・水疱瘡《みずぼうそう》の3つの病気は、子供の身体を発達させるために必要であると考えられている。

江戸時代、麻疹は「命定め」と言われたように非常に致死率の高い病気であった。しかし、いつしか、麻疹を子供の成長に活用し、その体を完成させている。麻疹が自然に経過していくと、呼吸器―肝臓の働きがキチンとしてくる。そして、肝臓―呼吸器のしっかりした発達が、その後の生殖器の発達の土台となる。

耳下腺炎が自然に経過すると、子宮や卵巣、男の子なら精巣が成長して、急に女らしく、男らしくなってくる。耳下腺炎にかかって生殖器が発達する。水疱瘡は自然に経過すると、股関節を通して腎臓が育ち、腰がすわった落ち着いた感じが出てくる。

乳幼児期にかかる麻疹・耳下腺炎・水疱瘡の3つの病気は、子供の身体を発達させるために必要であり、自然に経過するといろいろな病気に耐えられる身体がつくられる。つまり、ウイルスを活用して身体をリニューアルしているのである。今日のコロナウイルス騒動のようにウイルスに対して闇雲に怖れるのは、一面的であり、余りに無知と言わざるを得ない。生命への冒瀆《ぼうとく》とも言えるのではないだろうか。私たちの身体は強《したた》かであり、決して軟《やわ》にはつくられていない。

胎盤と太極図

『易経』繋辞《けいじ》上伝に、「易に太極あり、これ両儀を生じ、両儀は四象を生じ、四象は八卦を生ず」とある。黒色は陰を表し、右側で下降する気を意味する。白色は陽を表し、左側で上昇する気を意味する。

陰と陽が調和するのは、太極があるが故である。太極なくして、陰陽は調和しない。既存の陰陽五行説からは太極の理論がどうしても出てこない。太極が出てこない限り陰陽も五行も調和しない。太極の存在があって初めて陰陽も五行も調和する。なぜ、東洋医学独自の概念である陰陽五行説から太極がすっぽりと抜けてしまったのであろうか？

５つの丸い球を、図のように互いにくっ付けてみる。５つの丸い球が見えるであろう。次に、一つの丸い球に、上下・前後・左右にくっ付けてみる。計７つの球が、貴方には何個の球に見えるであろうか？　７個に決まっている、と思うかも知れないが、角度によっては５個に見える。ここに陰陽五行説から太極がスッポリと抜け落ちた因が隠されている。

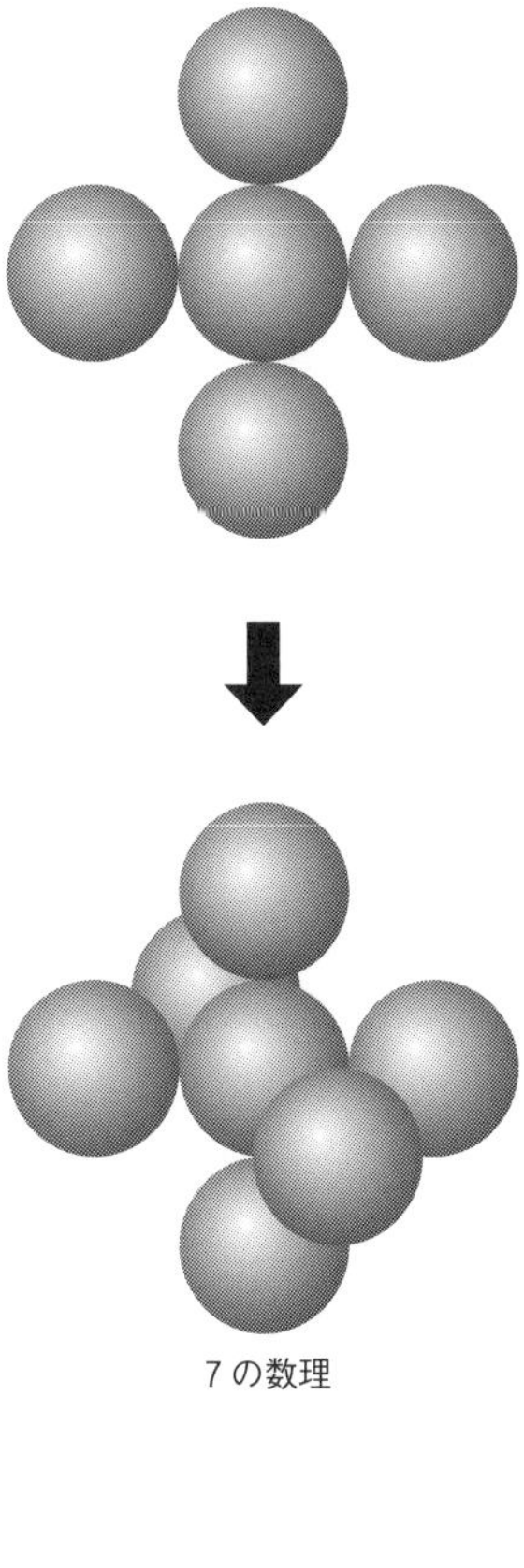

７の数理

つまり、陰陽五行説は平面認識であることが分かる。立体で捉えると、7という数が現れてくる。7によって初めて太極が理論上見えてくる。

中心の無なる空位の中に、有位として7が自生する。7はすべての存在確認の原点に位置する座標軸である。構造は、立方体に内接する正三角形八面体である。両者が一体化した形が十四面体である。

7は宇宙の基本単位であり、人類共通の遺産である。

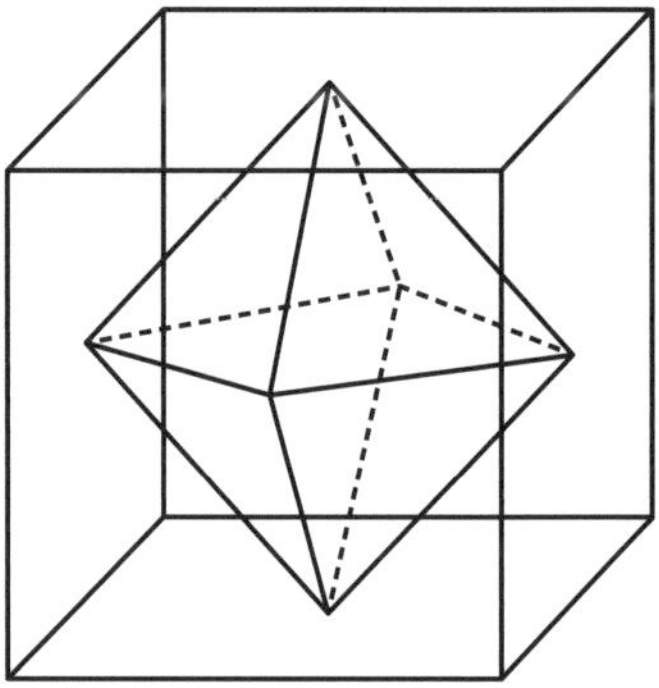

正三角形八面体と立方体

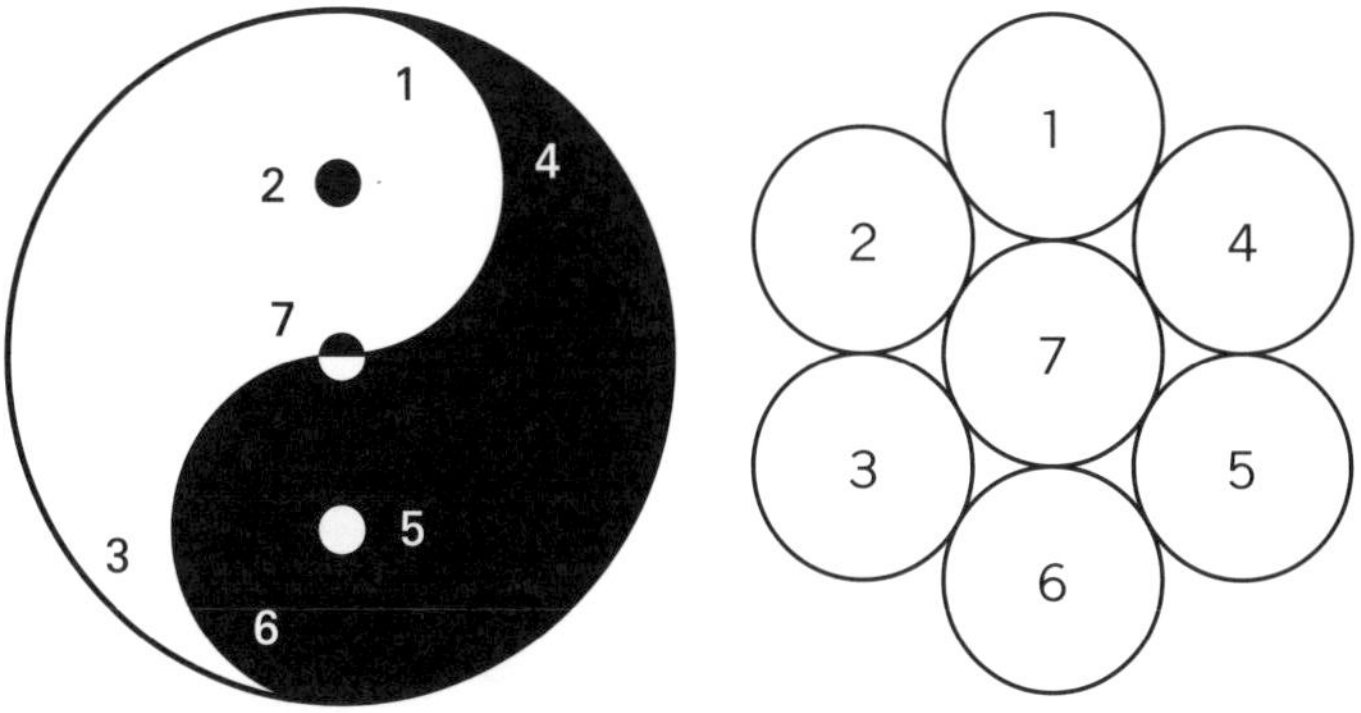

太極図

太極図に数を当てはめてみると、左側の陰に1、2、3、右側の陽に4、5、6、そして中央が7となる。三陰三陽の原理である。7が消えているのは、太極はその姿を消して見えないからである。

太極の究極は、5と6の合体である。5は陽、6は陰である。5＋6＝11、不二の2である。究極的には、5、6の隙間、太極図の陰陽の中心である接合部の一点である。2の0乗の1（$2^0=1$）である。2の1乗の2（$2^1=2$）の象ではない。だから、不二であり、太極・陰陽を生むことができる。胎児と胎盤に当てはめると、胎盤は5、胎児は6となる。そして、両者を結び付けている臍帯は7となる。つまり、胎児と胎盤は陰陽の合体となる。

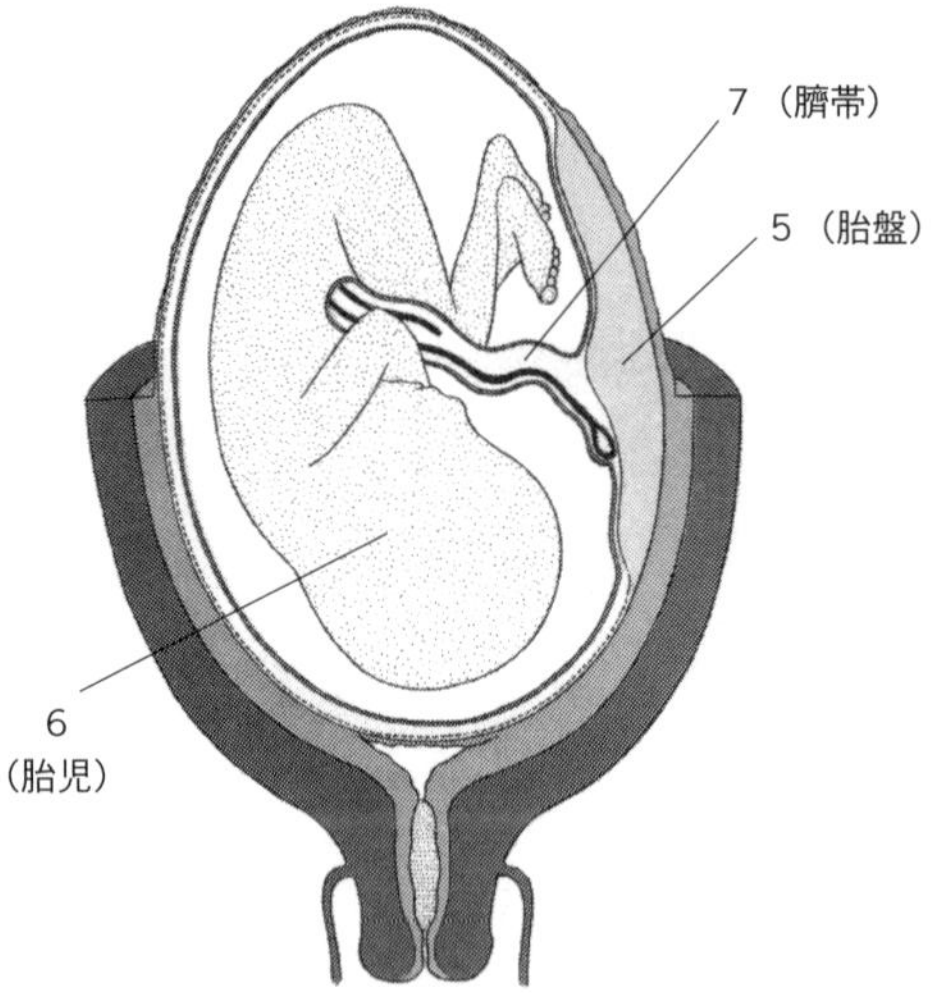

胎内世界の5、6、7

胞状奇胎《ほうじょうきたい》という病気がある。染色体異常により異常増殖を認める病的な妊卵のこと。俗に「ぶどう子」とも呼ばれる。受精時に卵子由来の核が不活化し、精子由来の核のみが分裂増殖していく。胞状奇胎の1～2％の人が絨毛がんになる。核が働いていない卵子に精子が入って、精子だけで発育すると胎盤だけができて胎児ができない。胎盤だけが異様に育ち、男性からの染色体しかない。

一方、女性からの染色体だけでできると胎児になる病気がある。卵巣嚢腫《のうしゅ》の中に、髪の毛とか皮膚、歯、骨などが入っている腫瘍である。ごく稀だが、ヒトの形をしたものが腫瘍の中に入っているケースが報告されている。デルモイドや類皮嚢胞《のうほう》とも言われている。

胎盤と胎児を陰陽に分けると、胎盤は陽、胎児は陰となる。それ故、胞状奇胎という精子だけで発育した異常な胎盤、精子がまったく関与しない卵巣嚢腫（胎児）には納得がいく。

胎児と胎盤を結び付けている臍帯《さいたい》の長さは成熟胎児で48〜60センチ、直径は1センチほど。外周は羊膜で包まれ、内部の柔らかいゼリー状の結合組織の中を2本の臍動脈《さいどうみゃく》と1本の臍静脈《さいじょうみゃく》が絡み合いながら通っている。そして、反時計回りに平均11回捻転《ねんてん》している。

なぜ、臍帯には3本の血管が通り、捻《ね》じれているのであろうか？　しかも、11回捻転している。11という数は、5＋6、不二の2である。しかも、臍帯を介して胎児のDNAと母親のDNAが移動している。妊娠するということ、母親になるということは、夫のDNAを受け入れ、胎児のDNAを受け入れる。母親はまさにキメラである。（生物学におけるキメラとは、同一の個体内に異なる遺伝情報を持つ細胞が混じっている状態や、そのような状態の個体のこと。）

母体血中に少量の胎児細胞が流入することは以前から知られていた。ところが最近になって、胎児DNAの母体への流入は、胎児細胞に比べて格段に多量であることが報告されてきた。そして、母体に移行した胎児成分の一部は、数十年の期間存在し続けることも証明されている。

胎児と母親はそれぞれのＤＮＡを介して情報交換（会話）をしている。しかし、母体血中に胎児成分が存在する現象は、発症頻度に男女間で差異を認める疾患（膠原《こうげん》病や甲状腺疾患など）の病因である可能性がある。強皮症の女性では胎児ＤＮＡの検出頻度が高いことが報告されている。母と子の直接的な血の繋がりの絆は万全ではなく、リスクを伴っている。

女性は、他人である男性のＤＮＡを、妊娠すると胎児を介して受け入れる。かたや男性は、いつまでも変化することがない。１９９６年、世界初のクローン羊であるドリーが誕生した。その瞬間、哺乳類がオスの関与なしに発生可能なことが証明された。ドリーはメスの体細胞（乳腺細胞）から発生したものであり、生殖細胞を介していない。

生命の継承に関する女性の優位が明らかとなった現在、男性の役割とは……？　なぜ、天皇家は男系に強く固執するのか？

第二章

脳と古事記17神

脳は腸から始まった

高等生命体は腸管ができて、この腸管の機能に従属してニューロンやパラニューロンが発達した。つまり、腸に従属して脳ができたのである。脳と腸の間には相関がある。これを脳腸相関《のうちょうそうかん》という。

一見単純な管と思われがちな腸が、「小さな脳」と形容されるほどの精妙な働きをしている。進化から見ても、腸こそ、脊椎動物の最初の器官である。脳、脊髄、心臓がない動物はいても、腸がない脊椎動物はない。

腸は実に賢い器官で、脳の命令や調節とは無関係に、内容物の化学的、機械的情報を検出して適切な対応をとり続ける。生体が生き続ける限り、寝ても覚めても……。「腸は小さな脳である」という言葉は、腸の機能についての、こういう認識から生まれたわけである。

構造の面からみても、腸と脳との比較は十分に可能である。「脳」というからには、神経が問題であるが、腸に内蔵される壁内神経の量はたいへんなものである。腸の壁の筋や粘膜の層を薄く剥がしてみると、すだれのように、あるいは格子のように、神経の線維束《せんいそく》がひろがっている。「腸は神経の網タイツをはいている」と形容する研究者もいるほどである。

この神経の網の結び目に当たるところには神経細胞がたくさん存在し、網をつくる線維はその突起にほかならないわけだが、この神経細胞（ニューロン）の数は腸全体では膨大な数（おそらく一億の単位）にのぼり、もちろん脳そのものには遠く及ばないとしても、脊髄全体のニューロンの数をしのぐと言われる。（『腸は考える』（藤田恒夫　岩波新書））

原初の生命体は海の中で誕生した。海中とは重力が1／6になる1・6水局の世界である。1／fのゆらぎの世界でもある。ゆらぎは、地球・月・太陽の三つ巴の関係において生じる。寄せては引く海の波のリズムと我々の呼吸は同調している。ともに1分間におよそ19回である。

この海の中で、まず単細胞が誕生した。やがて、体制がやや複雑になった多細胞が出現した。これらはただ波間を漂い、流され、繊毛で海中を移動しながら口から栄養分に富んだ海水を体内へ取り込み、そして取り込んだ同じ口から不要物を排出する。

多細胞生物としては最も原始的な腔腸《こうちょう》動物クラゲの断面を見てみよう。カップを逆さまにしたような格好をしている。このカップの入り江のようになっているところは、原始的な腸に相当する。クラゲのように取り込んだその同じ口から不要物を排出する構造から、

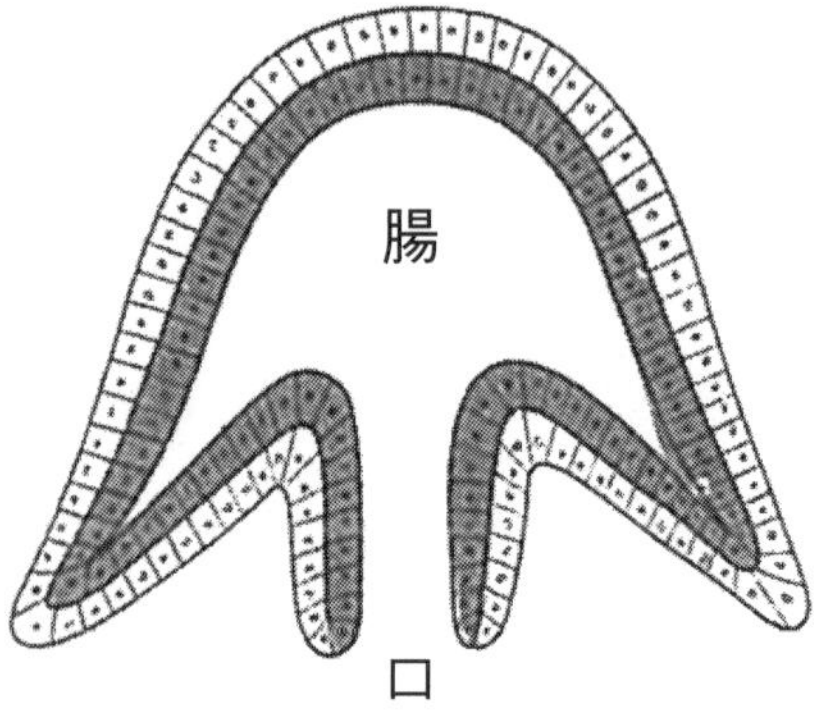

クラゲ

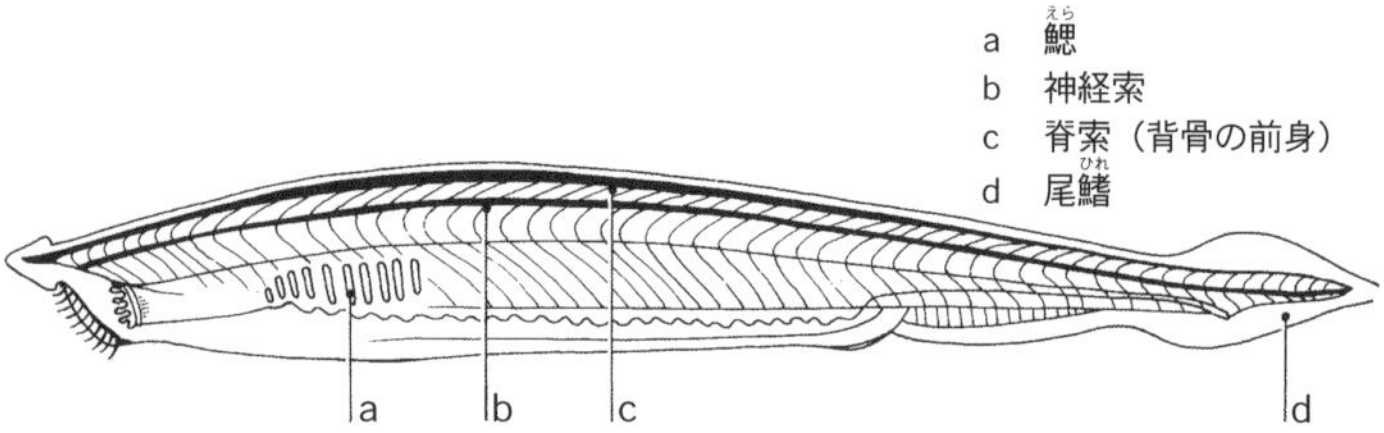

ナメクジウオ

腸が次第に後方へ伸びてやがて、盲端《もうたん》に終わっていた原腸腔の底に肛門が開通する。腸腔から腸管への大きな飛躍である。この腸管の形成から脊椎動物の進化は一気に加速される。私たちはこの貫通した腸管を、原始の脊椎動物である無顎類のナメクジウオ・ヤツメウナギに見ることができる。

腸管の形成によって、腸の分化が一気に加速される。肝臓、類洞脾（脾臓の前段階の臓器）ができてくる。腸管系に起こったこの変容はやがて腎臓にも波及する。

植物性器官と動物性器官

私たちの身体は、２つの器官、すなわち植物的なものと、動物的なもの、互いに性格の異なる2種の生物が共生しているのである。植物性器官（栄養と生殖の器官）として、消化系と生殖系の諸器官のほかに、高度に分化した呼吸系と、植物にない泌尿系の各器官が新たに加わる。

動物性器官は感覚と運動の器官が双璧であるが、その運動過程には進化とともに、興奮の伝達の担い手として「神経系」の器官群が次第に分化を遂げてくる。

そして、進化に伴って脊椎動物の内部の構造と機能が複雑になるにつれて植物性器官への動物性器官の進出が始まる。植物性器官へ動物性器官の一部が、次第に張り出してくる。

これによって、無脊椎動物の管腔の繊毛《せんもう》運動によっておこなわれていた食物の運搬が、腸管壁そのものの蠕動《ぜんどう》運動によってなされるようになる。しかもこの運動は、植物性神経を介して腸管の内部からだけでなく、身体の外からの変化にも、いちいち敏感に反応するようになり、しかもそれはさまざまな腺の分泌運動によって、さらに彩りが添えられる。

植物性器官に現れたこのような興奮性は、私たち人間に至って、一つの頂点に達する。諸々の現象を心で感じとり、一つの姿にまで仕上げていく。いわゆる「心情の作用」は、このような植物性の興奮と密接な関係があるのであろう。

「心の動き」という言葉は、この端的な表現であって、ここから私たち人間の心情作用と、植物性器官、特に心臓との切っても切れない関係を知ることができる。「血がのぼる」、「胸がおどる」なども、この心情の動的な側面を、心臓で代表される植物性器官の動きによって、いわば生物学的に表現したものということができる。

脊椎動物では、受容─伝達─実施を営む外皮・神経・筋肉の三層は、それぞれ独自の分化を遂げて、無脊椎動物では見ることのできないような高度に分化した動物性器官を形成するに至るのである。

脊椎動物の歴史を振り返ってみると、これら動物性諸器官の分化はまことにめざましい。

次第にその勢力を内臓諸器官にまで及ぼす一方、栄養の大部分を消費してしまうのである。これは脳に分布した豊富な血管によってもはっきりと知ることができる。

ここでさらに注意しなければならないことは、これら動物性諸器官のなかで、神経系、特に脳が次第に著しい発達を遂げ、人類に至って、ついにある頂点に到達したということである。諸々の出来事を抽象し、これらを事物として概念的に把握するという、いわゆる精神作用は、このようにして生まれたものと言われる。「頭の働き」という言葉は、この端的な表現で、私たちはここから精神作用と脳との切っても切れない関係を知ることができる。「切れる頭」、「石頭」、「頭を使う」などの用例は、すべてこの精神の作用を、脳の一つの働きとして、生物学的に表現したものと見ることができよう。

私たち人間のなかで、いわば対立の関係にある「こころ（心情）」と「頭（精神）」は、この心臓と脳に由来したもので、それぞれ人体を二分する「植物的な営み」と「動物的な営み」を象徴するものということになる。

心臓と脳によってそれぞれ代表される植物性器官と動物性器官の関係を、脊椎動物史のなかでながめてきたが、そこで一見して分かったことは、動物性器官が植物性器官を次第に支配するようになる、という一つの出来事である。

それは生の中心が、心臓から次第に脳へ移行していくという出来事であって、このことは、「心情」の機能が、次第に「精神」によって凌駕《りょうが》されつつある人類の歴史に見るまでもなく明らかなことであろう。

縦、横ベンゼンで捉えた脳の構造

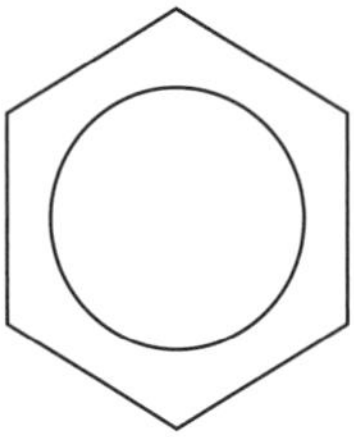

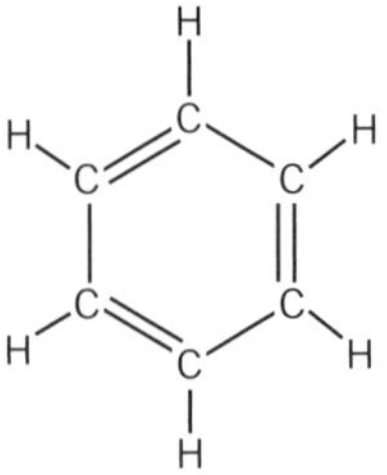

ベンゼン環は、ベンゼンの炭素原子6個がつくる平面正六角形の構造で、ベンゼンをはじめとして各種の芳香族化合物に含まれる6個の炭素原子からなる環のことをいう。ベンゼン核ともいう。

例えば、昆虫は、7形象の縦ベンゼンと横ベンゼンの合体における12支形象として捉えられる。

内骨格の脊椎動物は、昆虫の外骨格の横ベンゼンを反転することにより脊椎を形成する。

中枢神経の脳脊髄と12脳神経と末梢神経を縦ベンゼンと横ベンゼンで捉えてみると、脳脊髄は縦ベンゼン、12脳神経と末梢神経は横ベンゼンとなる。ちなみに、12脳神経と末梢神経の合計は、12脳神経の12対と末梢神経の31対の43対である。43×2＝86とな

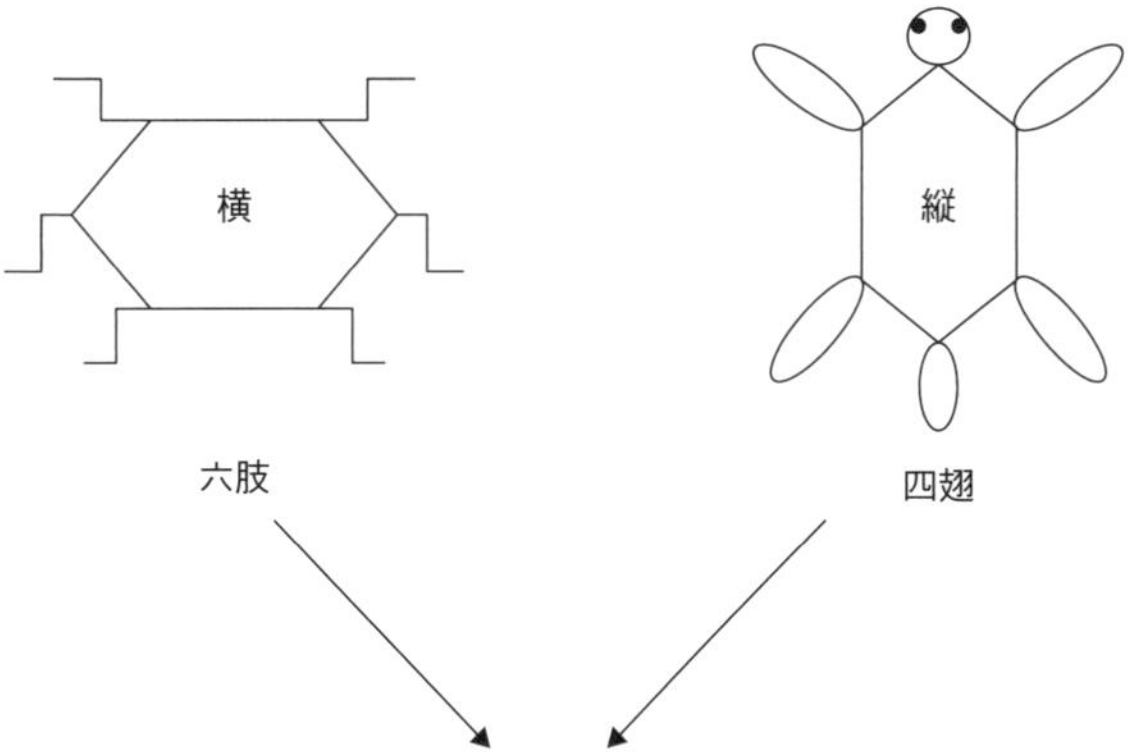

昆虫のからだの特徴

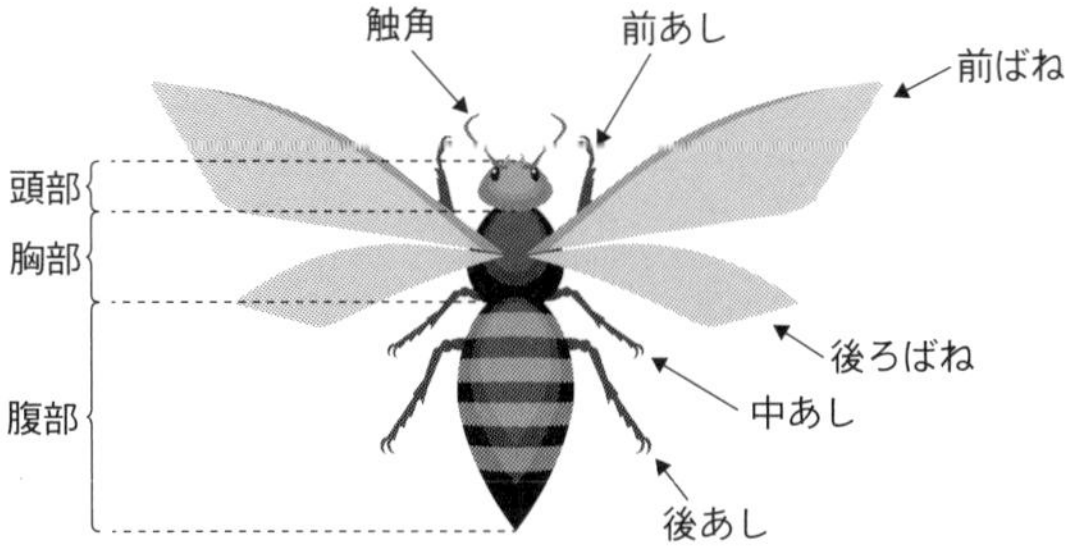

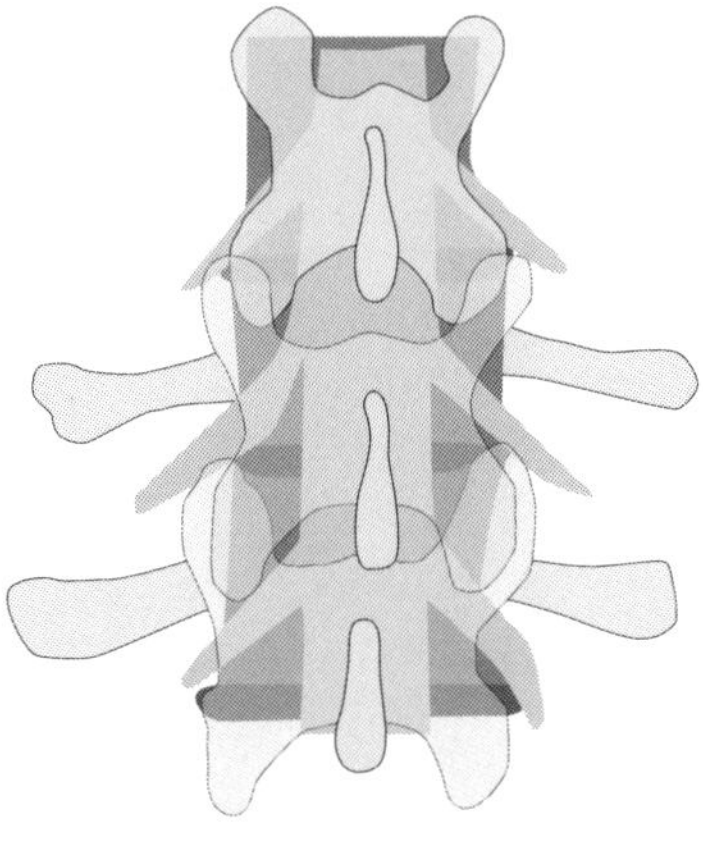

る。

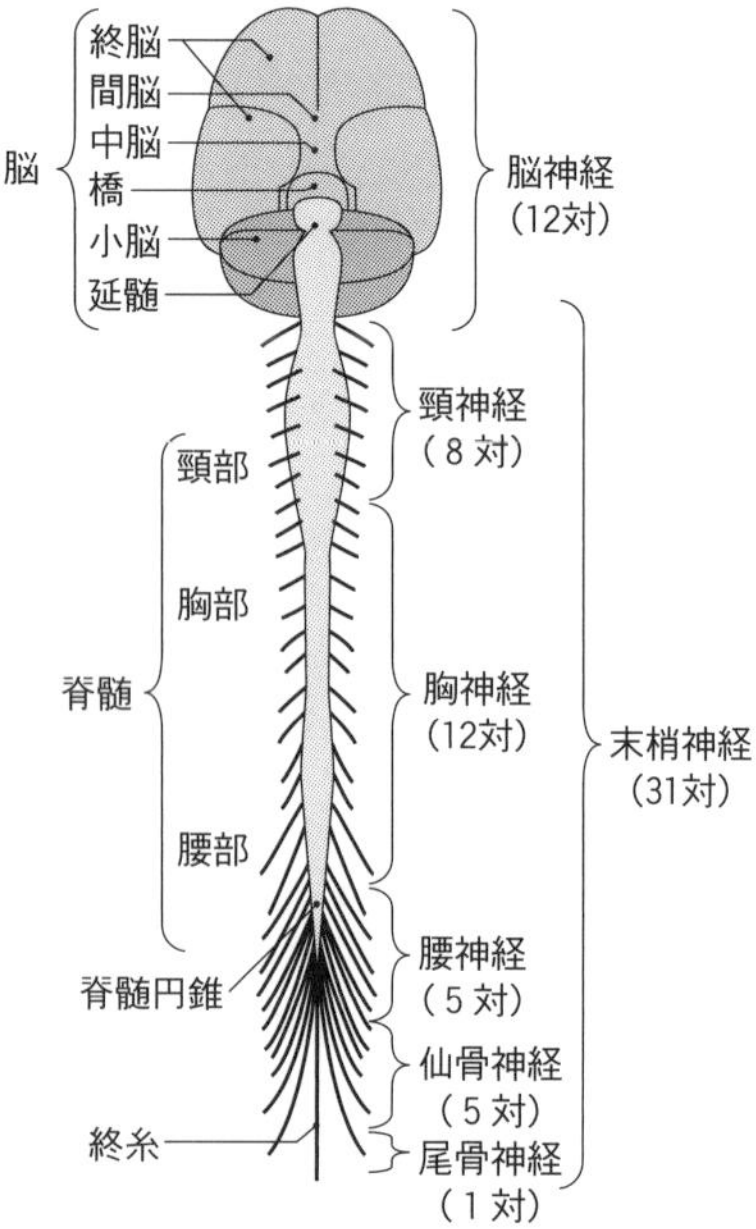

脳脊髄を縦ベンゼンで捉えると、大脳、脳幹（中脳・橋・延髄）、脊髄、間脳、小脳、大脳基底核、大脳辺縁系は下図のような形象的構造になる。

平面で捉えると7は5となり、間脳と大脳辺縁系の2つが隠れる。

「7の観音開き」と12脳神経

12脳神経は、嗅《きゅう》神経、視神経、動眼神経、滑車神経、三叉《さんさ》神経、外転神経、顔面神経、内耳《ないじ》神経、舌咽《ぜついん》神経、迷走神経、副神経、舌下《ぜっか》神経の合計12ある。2つの脳神経（嗅神経と視神経）は間脳から出て、残り10の脳神経は脳幹から出ている。なぜ、嗅神経と視神経だけが脳幹ではなく間脳から出ているのだろうか？

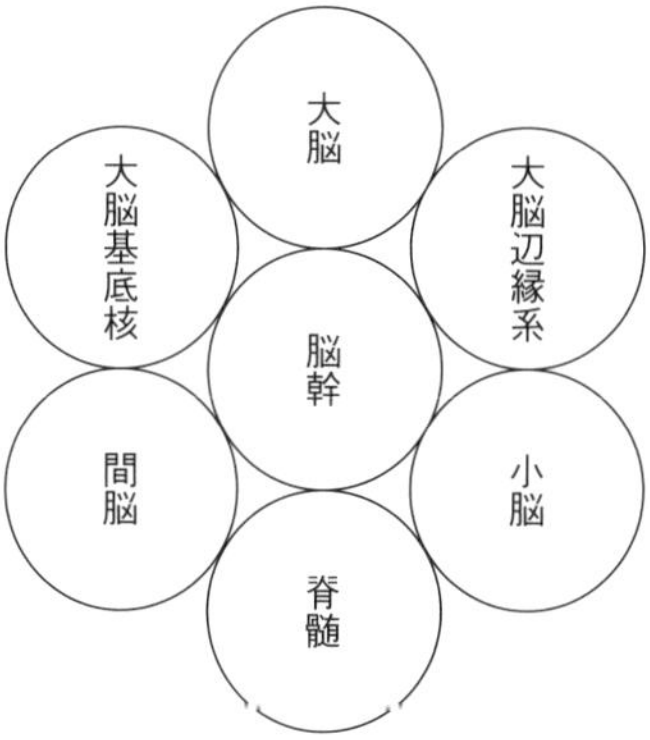

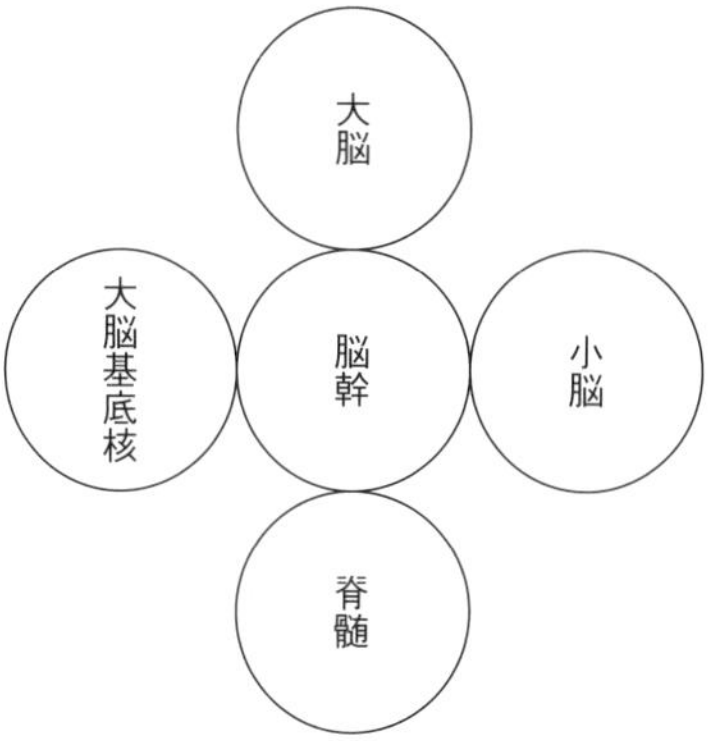

その答えは「7の観音開き」の原理にある。上下の玉が嗅神経と視神経、残りの左右に分かれた10の玉が動眼神経・滑車神経・三叉神経・外転神経・顔面神経・内耳神経・舌咽神経・迷走神経・副神経・舌下神経となる。左右に分けると、左側に三叉神経・顔面神経・内耳神経・舌咽神経・迷走神経、そして右側に副神経・舌下神経・動眼神経・滑車神経・外転神経である。

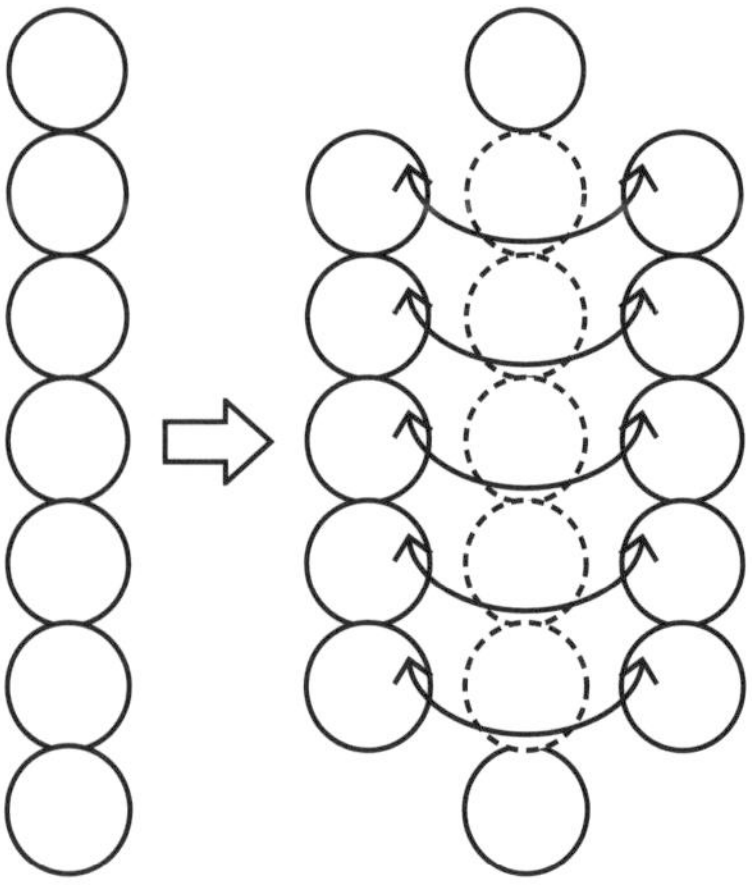

7の観音開き

また、12脳神経は左図のようにも表記される。脳が7の数理で成り立っている証である。

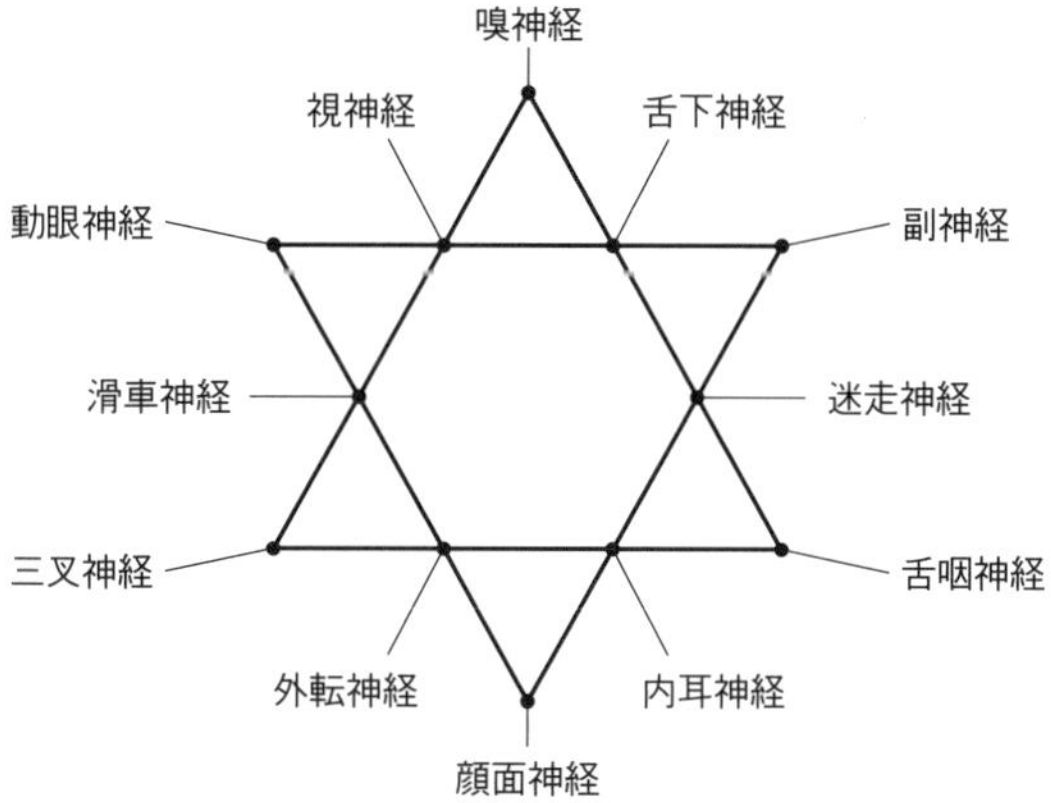

12脳神経

これとよく似た身体構造に12対の肋骨の形態がある。第1肋骨から第10肋骨までは前方

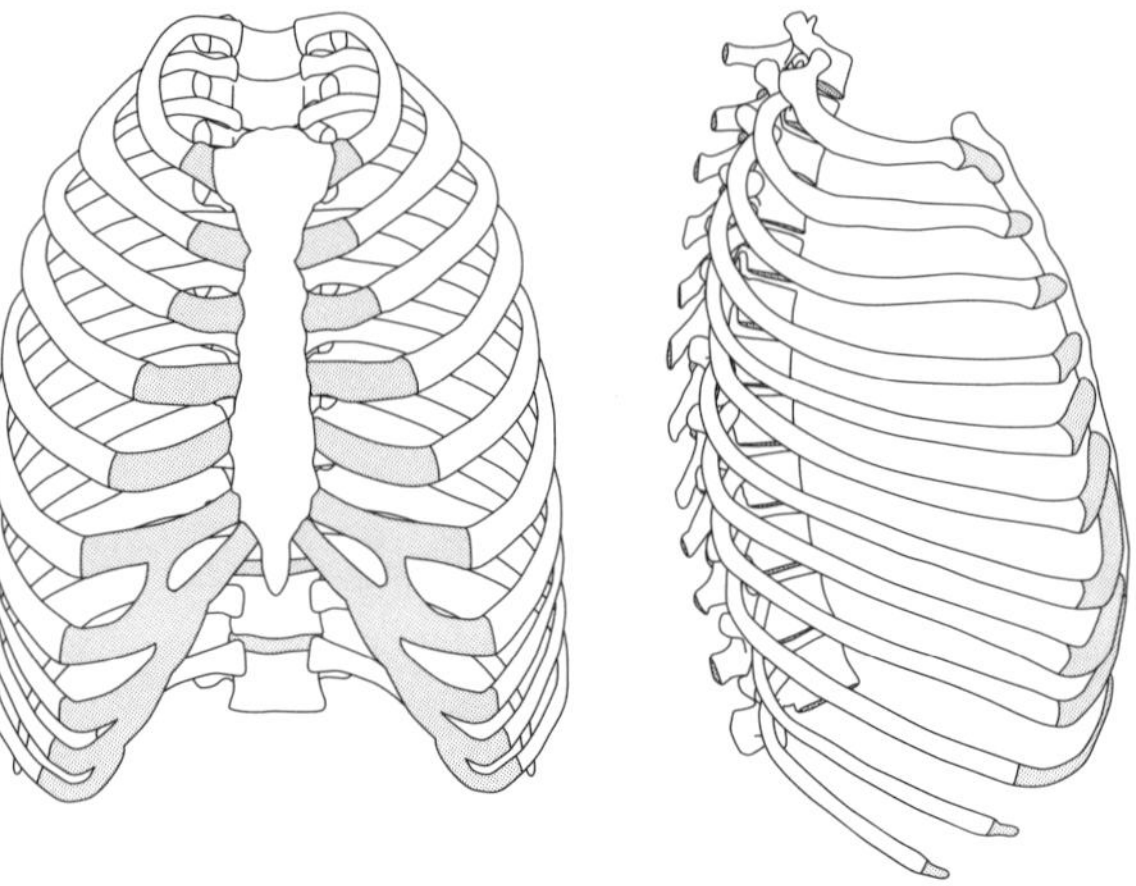

第11肋骨と第12肋骨の先端が遊離している

の胸骨に付着しているが、第11肋骨と第12肋骨はその先端が胸骨に付いていなくて遊離している。また、身近に馴染みあるものとして十干《じっかん》十二支《じゅうにし》がある。十干は甲《こう》・乙《おつ》・丙《へい》・丁《てい》・戊《ぼ》・己《き》・庚《こう》・辛《しん》・壬《じん》・癸《き》の10種類からなり、十二支は子《ね》・丑《うし》・寅《とら》・卯《う》・辰《たつ》・巳《み》・午《うま》・未《ひつじ》・申《さる》・酉《とり》・戌《いぬ》・亥《い》の12種類からなっており、これらを合わせて干支と呼ぶ。

嗅神経

嗅神経は12対ある脳神経の一つであり、最も頭に近い側から分岐していることにより第Ⅰ脳神経とも呼ばれる。嗅覚を司っており、運動機能を持たない純知覚性の脳神経である。嗅覚以外の感覚は間脳の視床を経由して脳の中のそれ

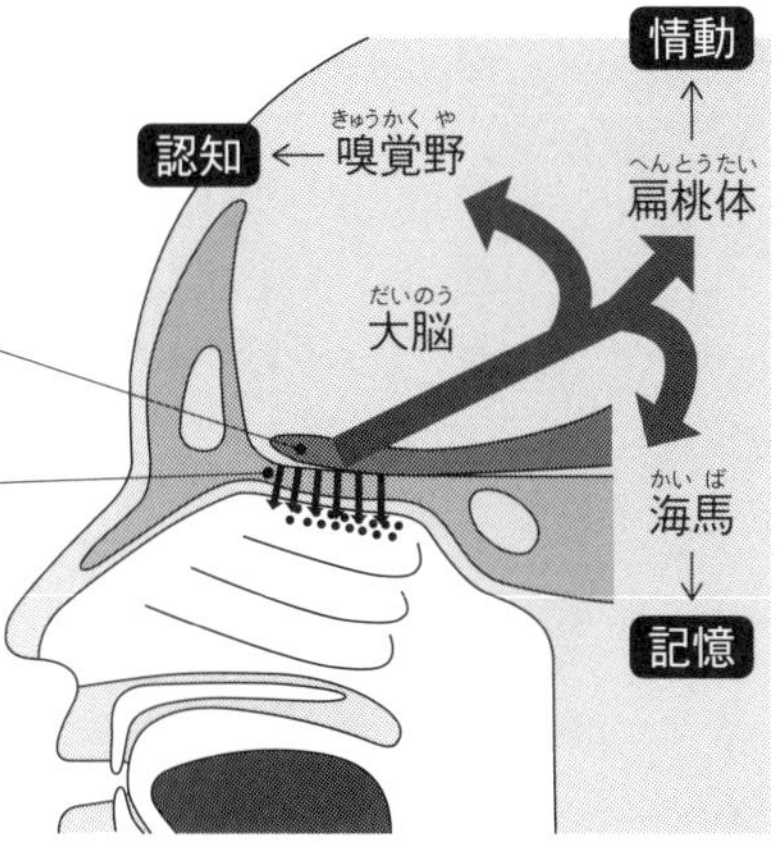

匂いの感覚は、嗅細胞からの信号によって脳が感知

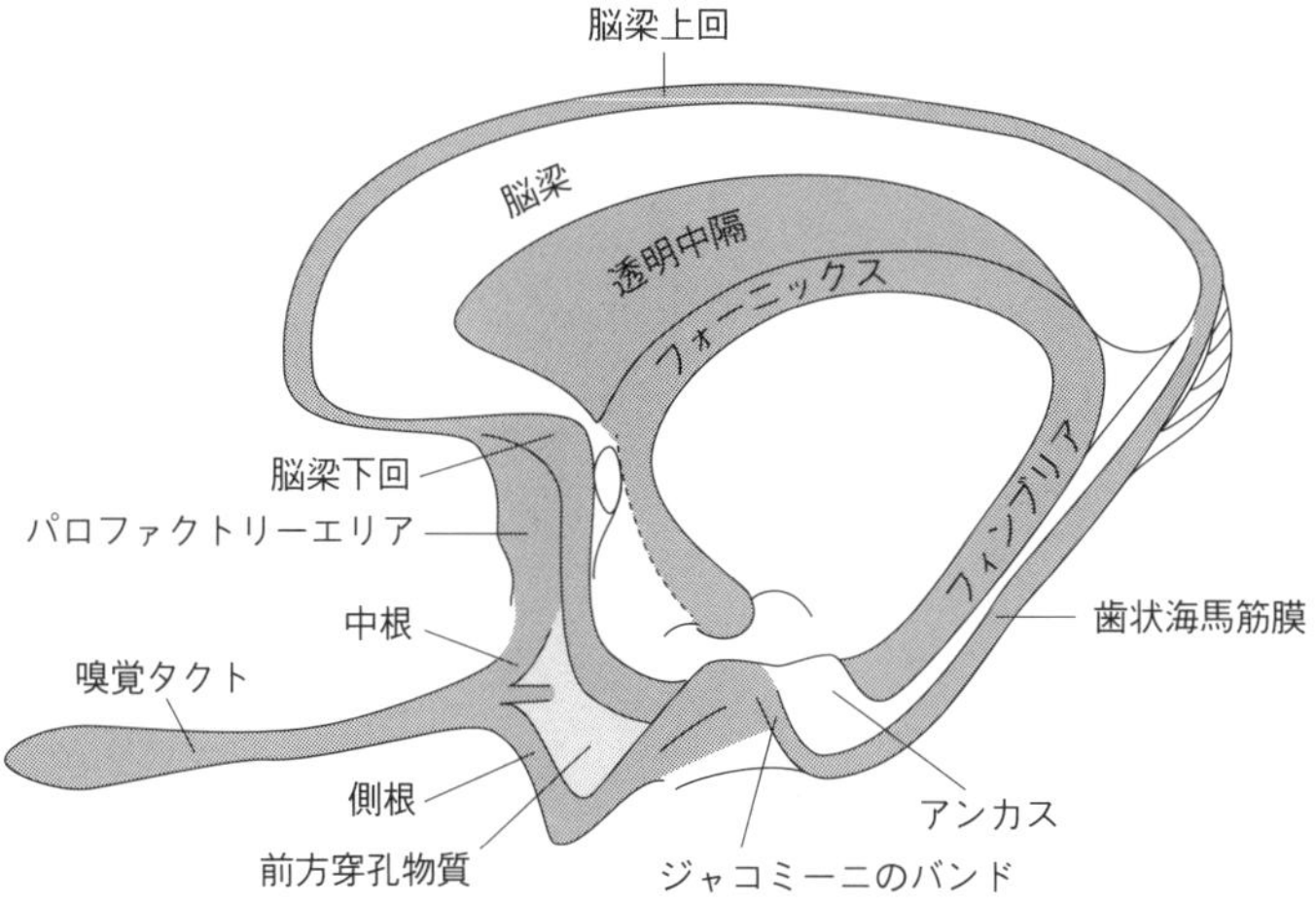

嗅神経

ぞれの場所へと伝達されて処理されるが、嗅覚だけは視床を経由せずにダイレクトに大脳皮質の前頭葉（眼窩《がんか》前頭皮質）の嗅覚野と側頭葉の大脳辺縁系に伝達される。嗅神経は、嗅脳という脳の一部が末梢にのびたもので、視床を通る必要がないと考えられる。

嗅脳は、大脳半球の底の部分から側頭葉にかけて存在し、嗅覚に関係する領域である。嗅球、嗅索、嗅三角などからなる前部と、前有孔質と終板傍回《しゅうばんぼうかい》からなる後部に分けられる。古皮質に属し、下等な動物や爬虫類や両生類ではよく発達し広く占める。鳥類や哺乳類では他の皮質に被われ、ヒトでは著しく退化している。広義の嗅脳は大脳辺縁系の大部分を含み、嗅覚に限らず、本能や情動行動にも関係している。

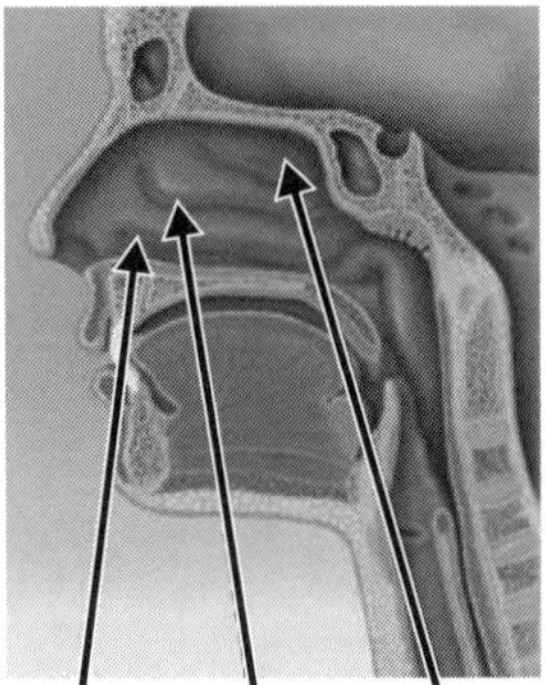

鼻甲介

◇鼻呼吸と匂い

息を吸ったとき、吸気に混じっている匂い物質の分子が、嗅上皮を覆う粘液に溶け込む。匂いの分子が嗅小毛を刺激すると、嗅細胞が興奮し電気的刺激が発生する。電気的刺激は嗅神経を伝わり、嗅球、嗅索を通り大脳皮質の嗅覚野に達し、匂いを知覚する。

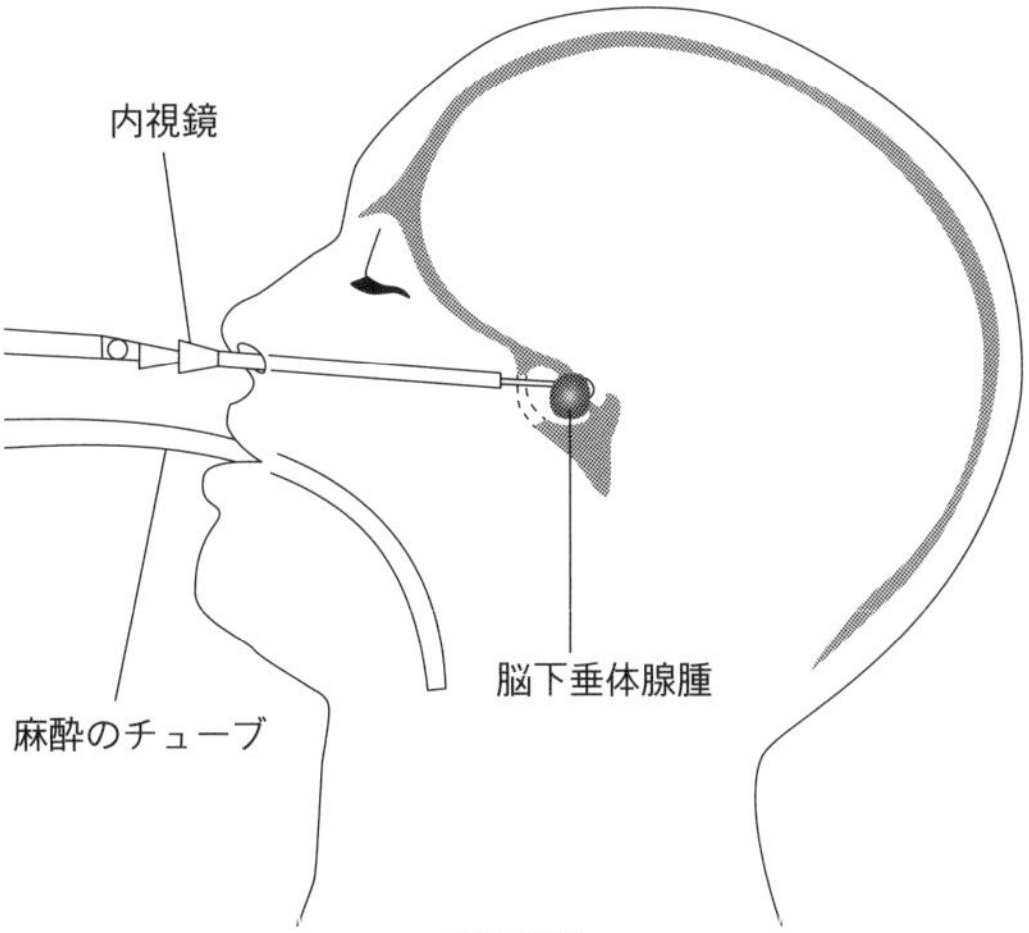

脳下垂体

鼻腔は、上鼻《じょうび》甲介《こうかい》、中鼻《ちゅうび》甲介、下鼻《かび》甲介の三層になっていて、嗅細胞のある嗅上皮は、鼻腔の上部にある。息を吸い込んだときに、取り込まれた外部の冷たい空気は上部を通り、息を吐いたときは鼻腔の中部と下部を通る。こんな大事なことを指摘している脳科学者は誰一人いない。

なぜ大事かというと、鼻呼吸すると吸い込まれた外部の冷たい空気と鼻腔内の空気の流れによって、口蓋《こうがい》上部が冷やされるからである。理屈がどうのこうのではなく、誰でも体感できる事実そのものである。口蓋上部には蝶形骨《ちょうけいこつ》があり、そのくぼみには脳下垂体がスッポリと収まっている。脳下垂体の腫瘍は、鼻に内視鏡を挿入して外科的処置がおこなわれることからも、蝶形骨は鼻腔を介して体外とも繋がっていることが分かるであろう。

鼻呼吸によって、脳下垂体は常に冷却（クーリング）されている。

匂いは大脳辺縁系に直結するので、情動や本能、記憶などと密接な関連がある。認知症になる前の高齢者、もしくは認知症に既になっている高齢者は、口をポカーンと開け、口呼吸をしている。それ故、認知症やうつ病などの患者は、日々の生活で匂いを敏感に感じ取る習慣を身に付けるとよいことは想像に難くない。香りを楽しむ香道などを生活に取り入れることを勧めたい。

嗅覚には臭《くさ》み、匂い、香りの3つがある。臭みというものは、体にくっついている、大脳辺縁系に直結する体を守る本能の働きである。しかし、香りとか、匂いとかは、生殖器が悪くなると感じない。臭みの方は、体というより生命の保存作用であるから、これがなくなるということは非常に少ない。けれども臭みしか分からない人が、料理を作っても、ちっとも旨くない。匂いがなくなってしまうからで、胃袋の働きは臭みにも、匂いにも、香りにも連動する。

ちなみに、筆者は臭みに対して非常に敏感である。例えばペテン師などは特有な臭みをもっており、この種の人間は嗅覚でもってすぐに分かる。また、臭みに敏感であるために食中毒を免れたこともある。一度、こういうことがあった。熊本のある居酒屋で馬刺しが出た。馬刺しは筆者の好物の一つであり、常日頃は率先して食するが、この時ばかりはなぜか箸が進まなかった。一切れ、二切れ口にしただけであった。翌朝になると、馬刺しによる食中毒で残りの2人はひどい腹痛と下痢でたいへん苦しんだが、筆者は何ともなかった。

視神経

視神経は第Ⅱ脳神経とも呼ばれ、視覚を司る。眼球後部の内側を覆っている網膜にある小さな視細胞は、光を感じとり、それを電気信号として視神経に送る。両側の視神経が交わる所を視交叉《しこうさ》と呼び、視交叉からまた左右に分かれて、視索《しさく》になる。視索は外側膝状《がいそくしつじょう》体《たい》という所で脳の中に入る。そこからは内包後脚《ないほうこうきゃく》、視放線を伝わって、後頭葉まで行く。

光は、角膜→瞳孔→水晶体→硝子《しょうし》体《たい》→網膜の順に進み、網膜に達した光は視細胞で電気信号に変換され、その信号は次に、網膜（視細胞）→視神経乳頭《にゅうとう》→視神経→脳（視覚中枢）へと伝わる。

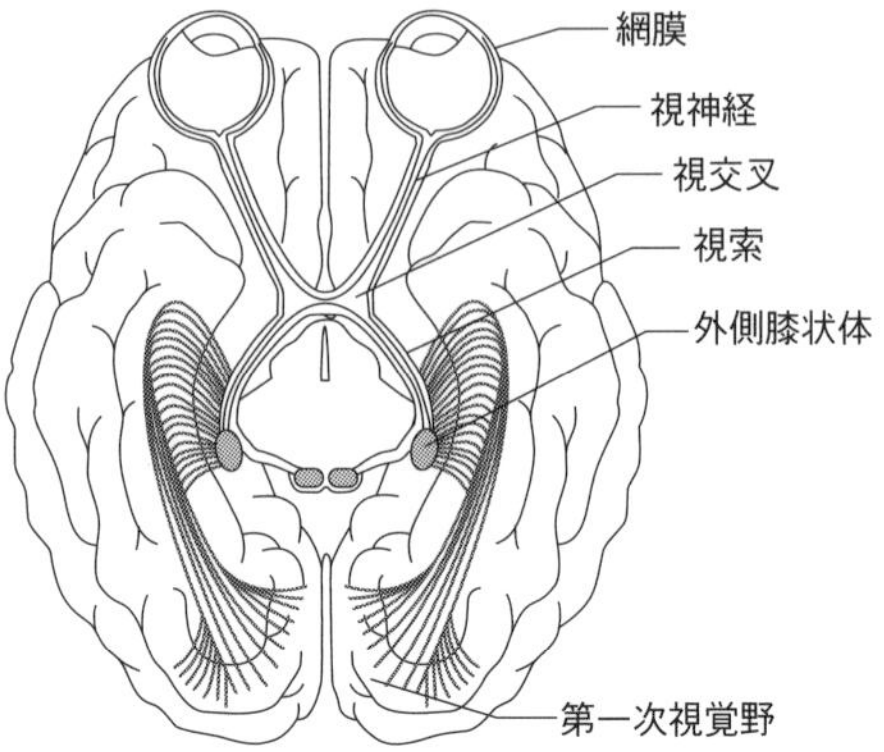

視覚の経路

視覚の経路：視神経→視交叉→視索→外側膝状体（視床）→第17野（第一次視覚野）

　視神経を介する「見る」という行為が、武道では否定される。重要視されるのは、「観る」である。「見る」と「観る」は、何がどのように違うのであろうか？　このような捉え方、考え方は、現代脳科学には一切ない。実際に間に合わない机上の学問の域を未だ出ていない、という批判を受けても致し方ないのでは……。

　両者の違いを一言で言うならば、動く速度の違いである。「見る」という行為は、視神経から出た電気信号が大脳の視覚野に伝達されるまでの時間を要する。わずか0・数秒であろうが、武道ではこのわずか0・数秒が命取りになってしまう。

　一方、「観る」という行為は視神経を介さない。では、視神経を介さないでどうやって目の前の相手の動きを捉えるのか？　相手を額に映すのである。これを、「観の眼」という。網膜に映して動くのと、網膜に移った映像が視神経で電気信号に変換されて脳の視覚中枢に達して初めて動くのでは初動がまったく違ってくる。

1980年に発表されたベンジャミン・リベット博士の「マインド・タイム理論＝0・5秒の遅れ」をご存知であろうか。それは、我々が例えば腕を上げる場合、実際に腕が上がる0・5秒前に脳はそのことを決定しているというような内容である。

武道家宇城憲治氏は、このベンジャミン・リベット博士の実験の無意識の世界のうち、最初の無意識0・2秒（無意識に行動を起こそうとしている準備の時間）を「深層無意識の世界」、次の0・3秒を「表層無意識の世界」と呼んでいる。

「人は、何か刺激を受けて行動するのに約0・2秒かかる。さらに、自分が行動（反応）したと自覚するのに約0・3かかる。合わせて0・5秒経ってから、（ああ、いま自分は反応した）と意識する。つまり、人間は自分で行動しているにもかかわらず、0・5秒もの無意識な時間を持っている。無意識なのに身体は先に動いている。」

「武術は、無意識の世界に入れるから強い。武術は、行動を起こす『0・2秒のトリガー』を抑えることができる。脳は身体に遅れている。

『気』を伴うような動きは、頭の命令では絶対にできない。『できる』ということは、その人の脳を目覚めさせ、進化させるということである。赤ちゃんが自然に脳を発達させせながら覚えていくように、大人も脳を発達させながら進歩、成長していかなければならない。」

脳と古事記17神

古事記17神と脳は、先に述べたように共に7形象の縦ベンゼンで表記される。

別天つ神を「幽」、神世七代を「顕」とするならば、国之常立神と豊雲野神は、「幽」と

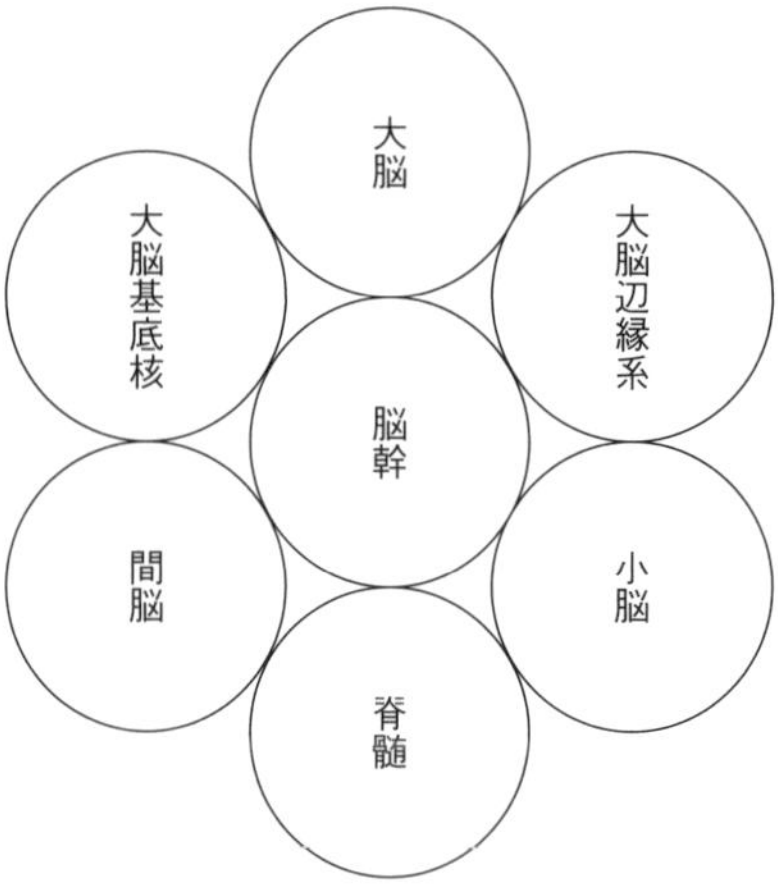

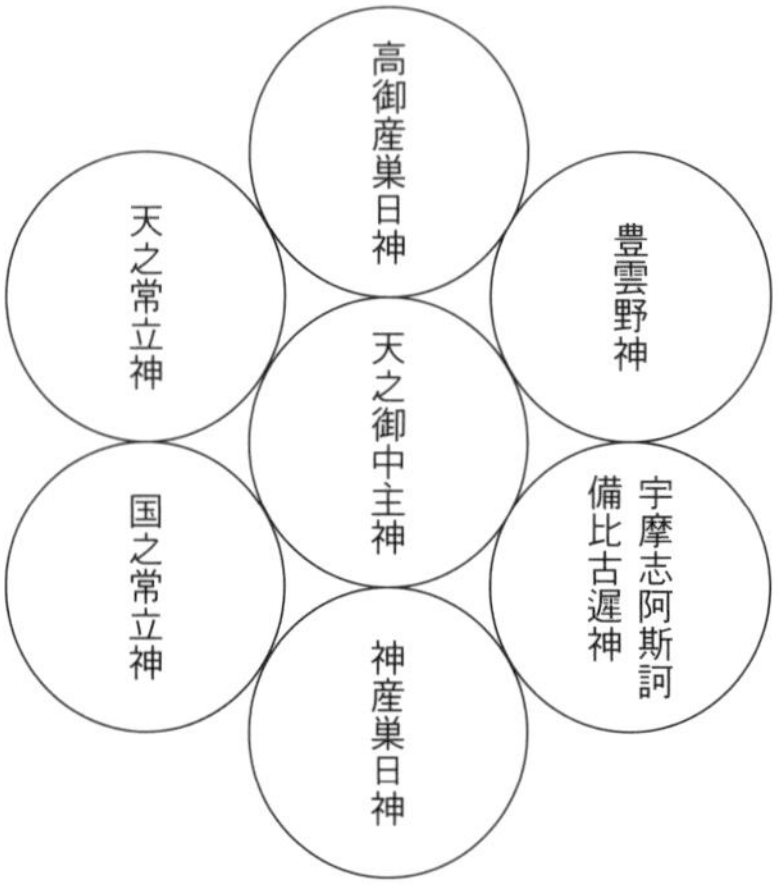

「顕」の2つの世界を跨《また》いだ特殊な存在である。このことは、身体を介して「幽」の治療が可能となることを意味する。国之常立神と豊雲野神は、脳では間脳と大脳辺縁系にそれぞれ対応している。

国之常立神が支配する間脳には、内分泌系の中枢である脳下垂体や視床下部がある。体内のすべてのホルモンをコントロールしている間脳へ背骨の調整でアプローチできれば、ステロイドホルモン剤の副作用に苦しむことなくステロイドホルモンの素晴らしい効能だけを享受できることになる。これは、病に悩み苦しんでいる多くの人たちにとっては福音以外の何ものでもない。臨床医の立場からすると、このことはいくら強調してもし過ぎることはないほどに重要である。

神世七代の十二柱の神と12脳神経は、次ページの図のように相似の関係になっている。12脳神経では、上下の基点が視神経と嗅神経、左側に三叉神経・顔面神経・内耳神経・舌咽神経・迷走神経、そして右側に副神経・舌下神経・動眼神経・滑車神経・外転神経である。

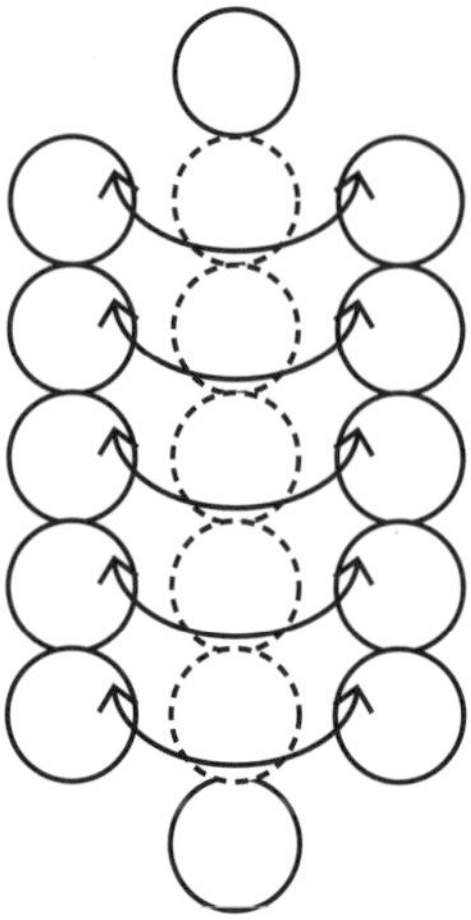

12脳神経

豊雲野神

宇比地邇神　　妹須比智邇神

角杙神　　妹活杙神

意富斗能地神　　妹大斗乃辨神

淤母陀流神　　妹阿夜訶志古泥神

伊邪那岐神　　妹伊邪那美神

国之常立神

（左側が男神、右側が女神）

野口整体では三叉神経痛や顔面神経麻痺、迷走神経の調整を左側の胸椎3、4番の3側で行う。その理由は、胸椎1番から胸椎7番までの間に「7の観音開き」の原理があるからである。胸椎1番と胸椎7番が上下の基点、残りの胸椎2番から胸椎6番までが左右に開く。肩甲骨が開く原理でもある。

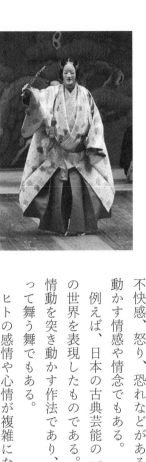

大脳辺縁系

大脳辺縁系は、食欲や性欲などの生存本能、好ききらい、怒り、恐怖などの本能的な情動を司る。従って、ネズミやネコにも、赤ん坊にも見られる。情動のこころには、快感、不快感、怒り、恐れなどがある。性的衝動を突き動かす情感や情念でもある。

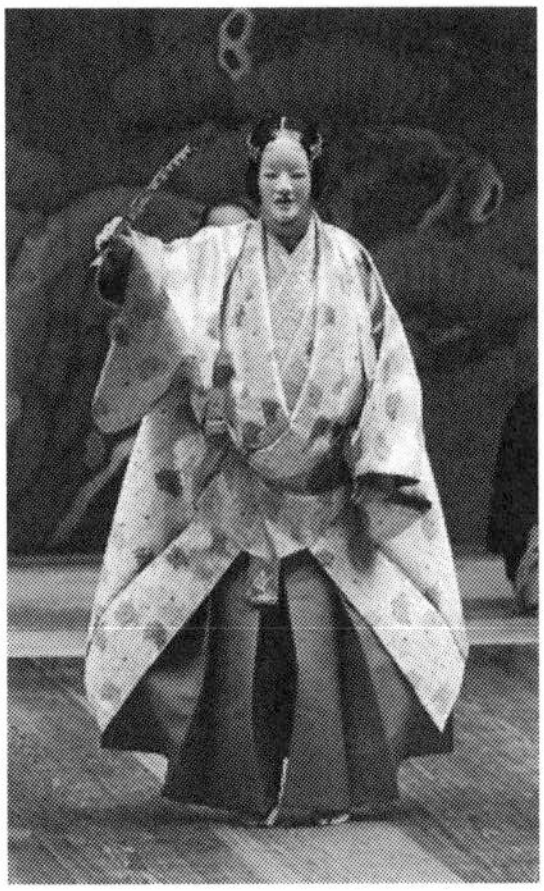

例えば、日本の古典芸能の一つの「能」は情動の世界を表現したものである。生命の根幹にある情動を突き動かす作法であり、神々の前で神懸かって舞う舞でもある。

ヒトの感情や心情が複雑になったのは、動物ではほとんど開かれていなかった「心の窓」が、人間に至って初めて大きく開け放たれたからである。その理由について、三木成夫氏は次のように述べている。

「動物性器官が、次第に発達して、これが植物性器官に介入したとき心情が目覚めた。次いで、動物性器官の止むところのない発達は、さらに精神の働きを生み出した。しかし、過剰な動物性器官による植物性器官の支配によって、精神と心情とが激しく対立するようになった。このようにヒトのからだでは、植物性器官に対する動物性器官の介入が、二つの段階に分かれておこなわれていたことが分かる。

遅れて現れた精神の世界が、いわば先輩格に当たる心情の世界を、ついには、取り返しのつかないまでに侵略し尽くそうとしている。精神の働きが、その本来の姿に留まったとき、そこには人間にしか見られない理知的な性能が現れ、心情とみごとな調和を保つ」

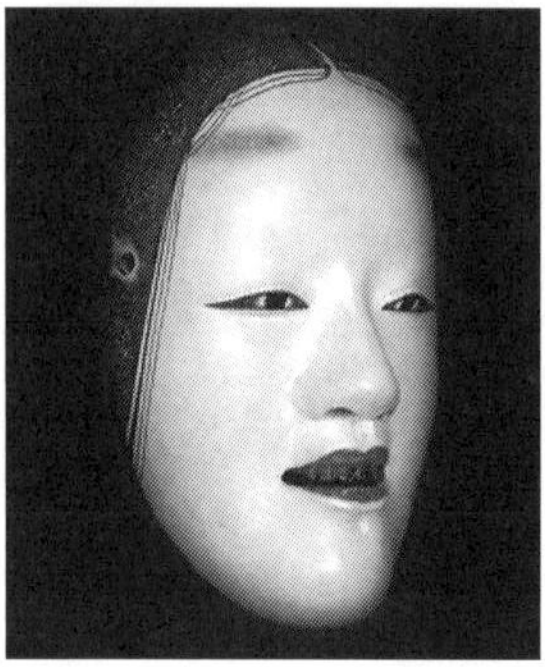
能面

三木成夫氏はヒトの心を心情と精神を対立させて捉えた。しかし、情動はヒト特有の豊かで複雑な心情とは明らかに異なる。情動は異次元の世界へと誘う。能面があの世の人物を表しているのはそのためである。

進化論的には、大脳辺縁系は最も古い部位の一つであ

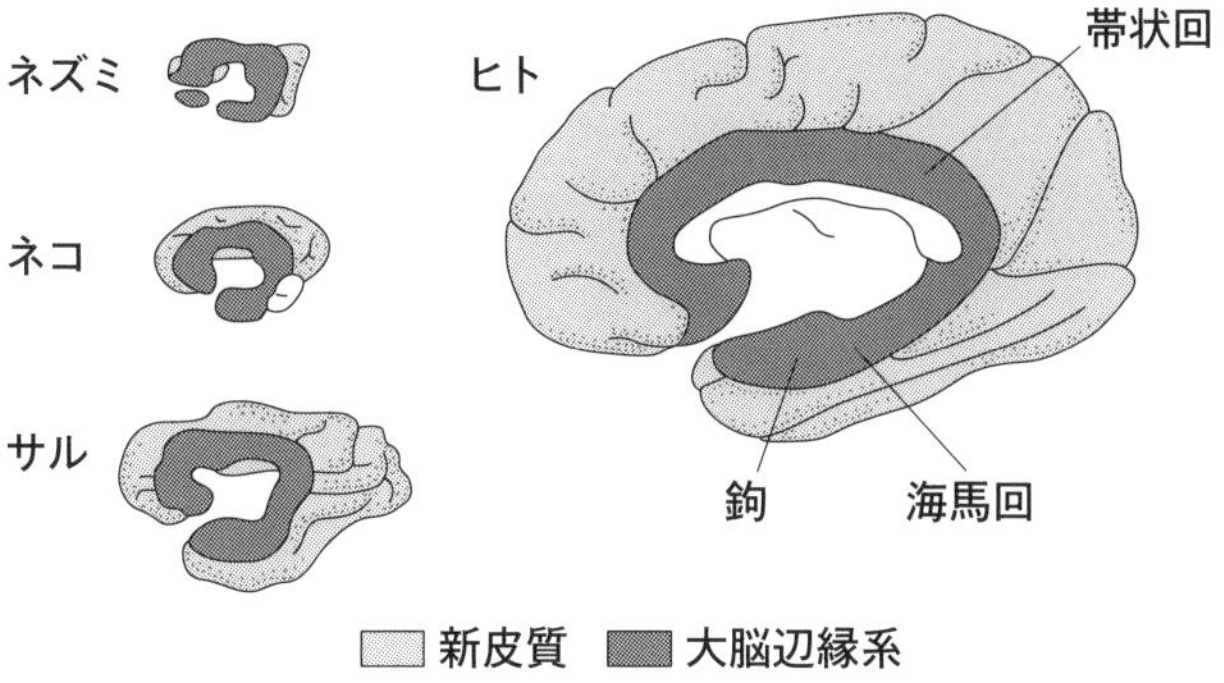

り、魚類では既に大脳辺縁系を見ることができる。動物が高等になるほど新皮質の占める割合が大きくなるのに対して、大脳辺縁系の発達にはあまり差がない。

ヒトの大脳を著しく発達させた秘密は、大脳そのものにあるのではなく意外にも大脳辺縁系に隠されているのかも知れない。進化の過程で、変化しない大脳辺縁系の裏打ちがあったればこそ大脳が著しく発達を遂げたとは考えられないだろうか。

＊　＊　＊　＊

脳を古事記17神に例えるならば、大脳辺縁系は神世七代の豊雲野神が支配する領域となる。ちなみに、間脳は国之常立神である。豊雲野神の招待によって、造化三神（天之御中主神・高御産巣日神・神産巣日神）や宇摩志阿斯訶備比古遅神、天之常立神それに国之常立神が集う芸能鑑賞の場である。と同時に、情報収集し互いの意思

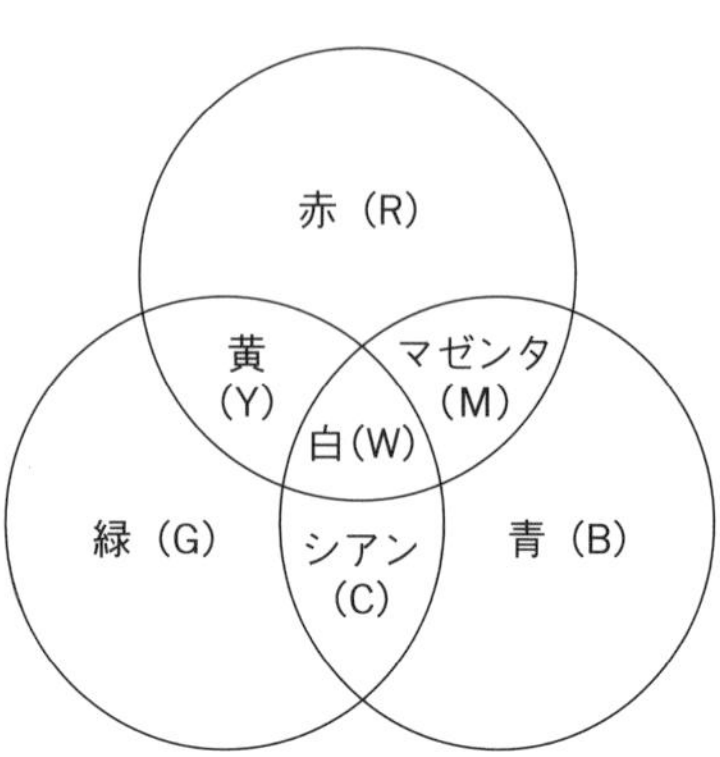

光の三原色

疎通を図る神々の社交場、それが大脳辺縁系である。

大脳辺縁系は神々の憩いの場であり、表には決して出てこない裏の情報が数多く飛び交っている妖しい空間でもある。その極めつきが匂いである。匂いは性衝動に直結する。嗅覚は嗅神経からダイレクトに大脳辺縁系に入る。

脳は7の数理で成り立っている。7は3と4に分かれる。光の7色では、表に3原色の赤・青・緑、裏に黄・シアン・マゼンタ・白の4色となる。白は、3原色の赤・青・緑が三つ巴になった中心に位置する。

末端へ細長く伸びていく末梢神経の12脳神経と脊髄神経を植物の根に例えると、7の数理によって間脳・脳幹（中脳・橋・延髄）・脊髄の3つが植物圏（陰）、残りの大脳・小脳・大脳基底核・大脳辺縁系の4つが動物圏（陽）に分けられる。

7を9へ変換すると、大脳辺縁系（陽）と間脳（陰）はメビウスの輪のように捻じれ入れ替わるので、大脳辺縁系は陰（植物）と陽（動物）の気が交流する器《うつわ》でもある。ちなみ

海馬・扁桃体・側坐核の神経支配

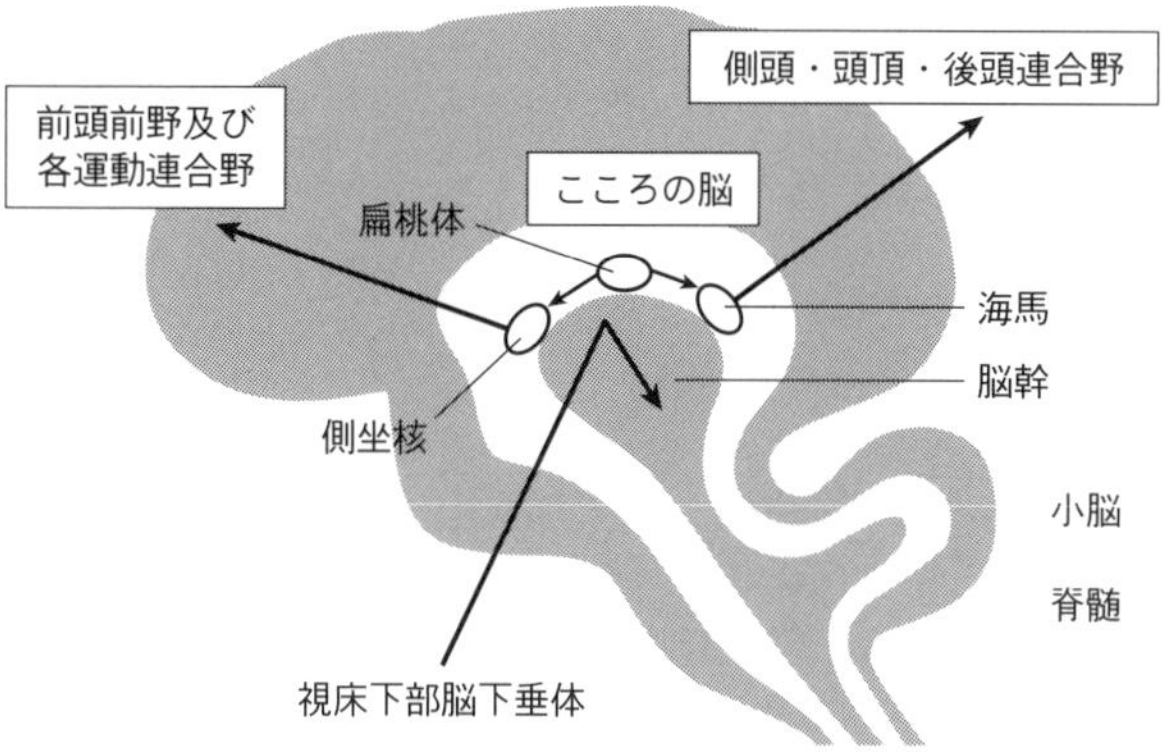

「心の病は脳の傷」より

に、陰陽の二気が交流する器に女性の子宮がある。精子（陽）と卵子（陰）が交流することによって生命が誕生するが、大脳辺縁系では何が生まれてくるのだろうか？

「心」である。脳科学のパイオニア松澤大樹は、心を生む脳の中枢は、海馬（知）・扁桃体（情）・側坐核《そくざかく》（意）であると述べている。詳細は、拙著『脳と古事記17神』（ヒカルランド）、もしくは『心の病は脳の傷』（田辺功　西村書店）を参考にされたい。

　ちなみに側坐核は、報酬、快感、嗜癖《しへき》、恐怖などに重要な役割を果たすと考えられている。また、この部位の働きが強い者ほど嘘をつきやすいことが京都大学の研究グループによって突き止められている。

　大脳辺縁系は、うつ病などの心の病や認知症などの治療の切り札となる。香道（香りを鑑賞して楽しむ日本の伝統芸能）や、幹細胞培養上清液《じょうせいえき》の点鼻なども大脳辺縁系の治療として期待される。

間脳

間脳は、中枢神経系で最大の神経核のかたまりで、視床、視床上部、視床下部、視床後部、脳下垂体に区別され、自律神経の働きを調節、意識・神経活動の中枢をなしている。視床は、嗅覚系以外の感覚神経が大脳皮質の感覚中枢に到達する中継場所である。全身の感覚、視覚、聴覚などの感覚入力知覚刺激情報を認識し、大脳皮質、大脳基底核に伝達する。また、大脳と連携して私たちの意識状態を保っている。これらの部位は低酸素には弱く、低酸素状態になると意識を保てなくなり、昏睡状態に陥る。

視床下部は自律神経や内分泌の中枢として機能している。全身からの感覚情報、自律神経の情報、ホメオスタシス（恒常性）の情報などが集中し、生体のすべての細胞が最適な環境に置かれるように、自律神経やホルモンを介してコントロールしている。また、食欲、性欲、疼痛《とうつう》、口渇《こうかつ》などの中枢もここにある。

脳下垂体は、成長ホルモン（ＧＨ）や副腎皮質刺激ホルモン、性腺刺激ホルモンなど、

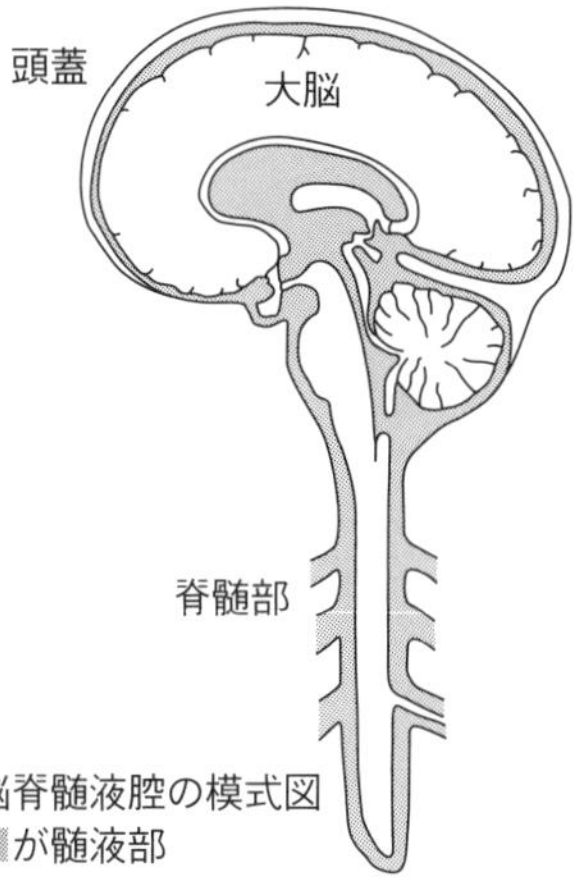

脳脊髄液腔の模式図
▒が髄液部

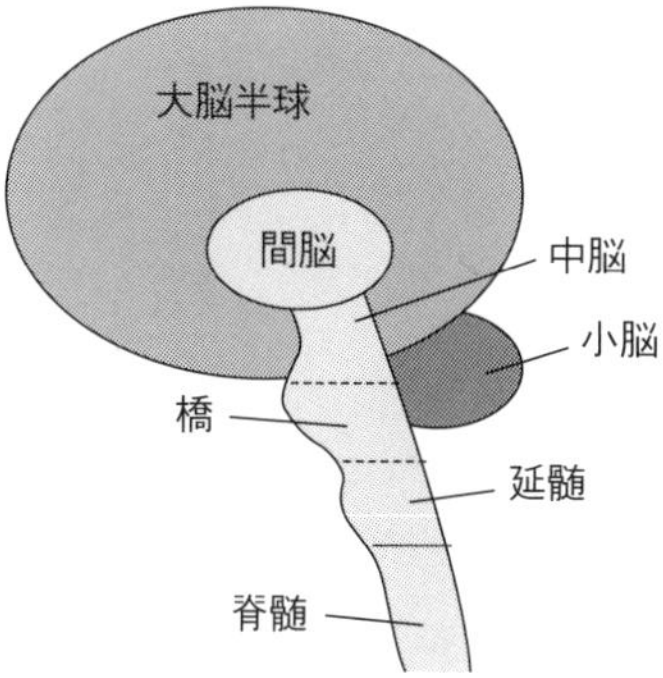

間脳

さまざまなホルモンを分泌している器官。「ホルモンの指令塔」とも言われている。脳下垂体は小指の先ほどの小さな器官で、鼻の奥の方にある。

　間脳が障害されると、例えば視床の障害では感覚低下、運動失調などが現れる。視床下部の障害では、体温調節異常、摂食障害（拒食と過食）、睡眠障害、電解質異常、精神症状などが現れる。その他に、性欲の抑制と亢進《こうしん》、思春期早発症や思春期遅発症など。

　間脳は、脳幹の中で第三脳室を囲む脳部位を言う。つまり、その表面が脳脊髄液に接している。このことはいくら強調しても強調し過ぎることはないほど重要な解剖学的構造である。上図から、間脳の領域を脳脊髄液が満たしていることがよく分かるであろう。

最近の間脳と脳脊髄液の研究に、以下のようなものがある。

「哺乳類以外の脊椎動物には脳脊髄液接触ニューロンの集団が視床下部に存在することが知られている。また最近、視床下部幹細胞が分泌するエキソソームｍｉＲＮＡは、脳脊髄液中を循環し老化とともに減少するｍｉＲＮＡプールに寄与している。これらの分泌型エキソソームは、老化減速の少なくとも一因となっている。」

「脳における概日リズムを体系的に調べると、脈絡叢《みゃくらくそう》が中枢時計よりも堅固な概日リズムを刻むことを発見した。また、組織培養系や遺伝子組換えマウスを用いた実験により、脈絡叢時計は脳脊髄液の循環を介して中枢時計に作用し、概日行動リズムを制御していることが明らかになった」

間脳は光受容器？

通常、脳室の脳脊髄液との接触面は上衣細胞に覆われているが、哺乳類以外の脊椎動物には上衣細胞の間には、脳脊髄液接触ニューロンの集団が視床下部に存在する。１００年以上前から、哺乳類以外の脊椎動物の脳深部で光を感じることは知られていた。発生学的には、目は脳の第三脳室から膨らんで形成される。また、目の網膜細胞と脳脊髄液接触ニューロンはともに繊毛をもつという光受容器としての共通性がある。最近の鳥類ウズラや爬虫類カナヘビなどを使った研究で、脳脊髄液接触ニューロンと光周期と日周期によって変動し、２つの光情報を受け取っている可能性が示された。

そう言えば、脊椎動物（中でも魚類、両生類、爬虫類）では、松果体にも視細胞があって、光や色を受容している。松果体細胞は進化において網膜の細胞と起源を同じくすると考える進化生物学者もいる。また、松果体の近傍には４つの小丘状《しょうきゅうじょう》隆起がある。上丘と下丘である。中脳の上丘は、視索や皮質視覚野などから視覚線維を受け、視覚反射の中継所になっている。下丘は聴覚の重要な中継所である。

松果体の機能については古くより諸説がある。有名な話では、デカルトの「魂のありか」という説がある。また、流体を放出するバルブとして働いているという説もある。近年においても精神的な世界観では、「松果体」が重要な要素として考えられている。

アメリカ航空宇宙局（ＮＡＳＡ）から、松果体に関する大変興味ある報告が出されている。８年間、水分と日光だけで生きていると主張するインドのヒラ・ラタン・マネク氏がアメリカ航空宇宙局（ＮＡＳＡ）からの招聘を受けて米国に赴き、科学者らの前で１３０日間の断食に成功している。氏の脳のＣＴ検査をおこなった研究者は以下のように述べている。

「マネク氏の脳を活性化させた状態で脳のCT検査をおこなったところ、通常50歳代の男性に見られるような松果体の収縮はなかった。

また通常、その年代の松果体の平均的な大きさは6ミリ×6ミリほどであるが、マネク氏の場合は8ミリ×11ミリほどもあった。」

アメリカ航空宇宙局（NASA）の研究結果は、松果体と太陽光の密接な関係を示唆する。マネク氏によると、太陽からエネルギーを取り入れることができるようになると、断食は意識的に行うものではなく、結果的に断食をする状況になると言う。氏は毎日太陽を瞬きせずに1時間ほど凝視するだけで、たまにコーヒーやお茶を取るだけで、基本的にはそれだけで生活している。

松果体、上丘、下丘は光と音に密接な関係がある、もしくはあったことが分かっている。また、中脳の背側部《はいそく》の4つの小丘と間脳の松果体は、一霊四魂の形象である。左右の上丘と下丘が四魂、松果体が一霊である。この形象の中心の一霊が間脳に鎮座する国之常立神である。**国之常立神は〝人は食べなくても生きていける〟という新しい栄養学の立役者となる。**

いまだ夜が明けきらぬシーンと静まり返った暗闇の森の中で、ある時間帯になると突如としてどこからともなく鳥が鳴き始める。朝日が昇る前、鳥たちは何に反応して鳴き始めるのだろうか？

酸素である。朝日が昇る前の太陽光に敏感に反応して森の中の木々は光合成によってごく少量の酸素を排出する。この酸素に反応して鳥は夜明け前の暗闇の中で鳴き始める。

12脳神経が出ている脳幹と間脳を脳のなかの植物圏とするならば、大脳皮質は動物圏と

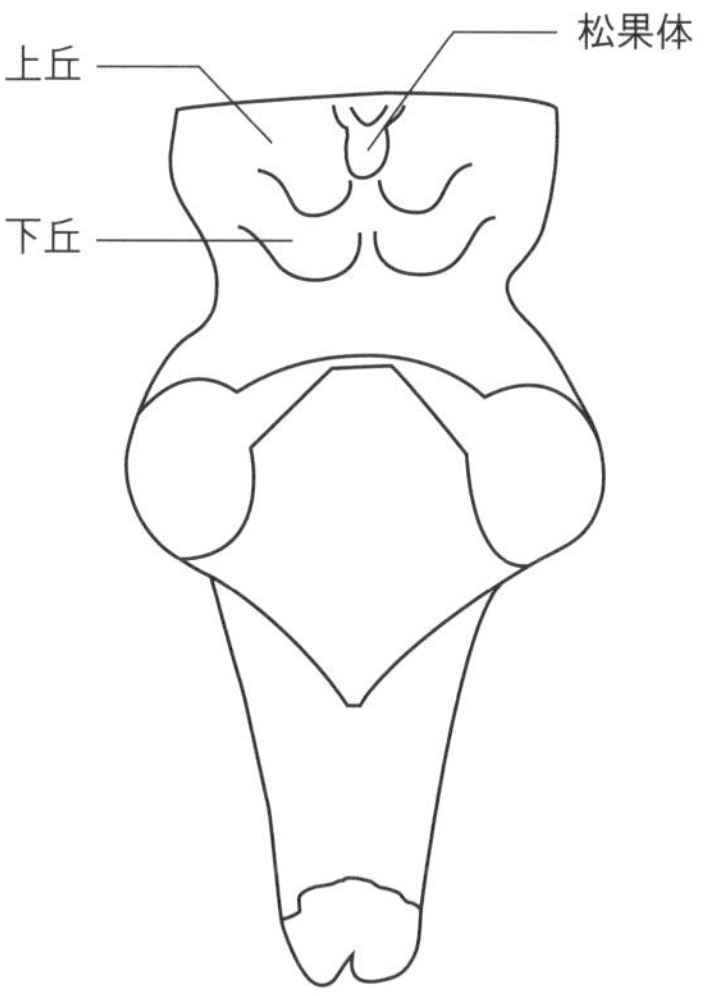

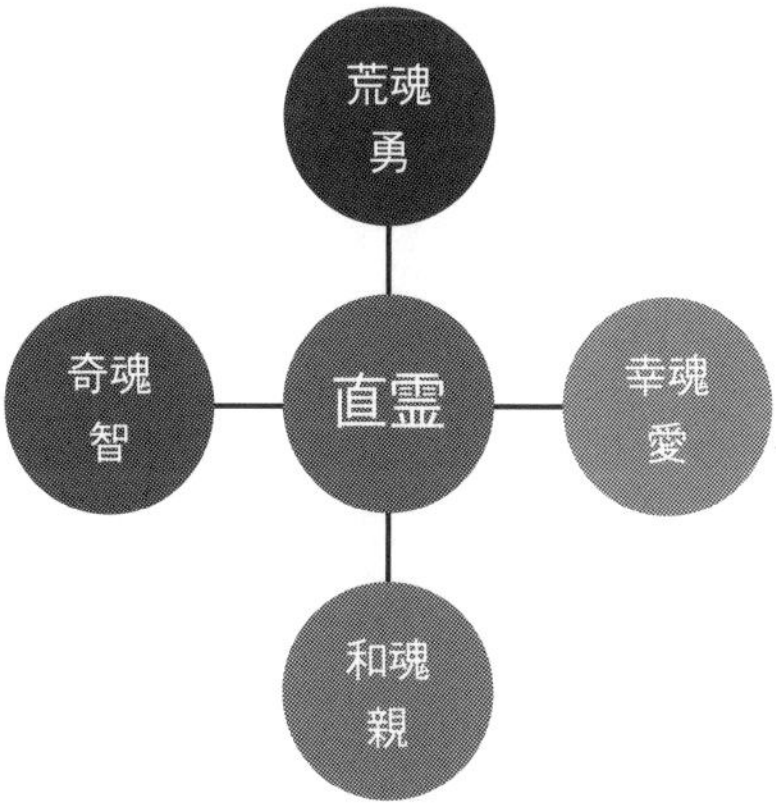

一霊四魂

なる。陰陽に分けると、前者は陰、後者は陽となる。この脳内の陰陽の二気の交流と、夜明け前の森の中での植物（陰）と鳥（陽）の交流は相似形と見做すことができる。

間脳には視床があり、視床は大脳と連携して私たちの意識状態を保っている。

第三の眼　眉間

「なぜ、あなたは親の言うことが聞けないの！」このような親子の会話をよく耳にする。親の話しかけた言葉が子供に通じないのは、親子の間に気が通っていないからである。気が通ると、子供は親の言うことを素直に聞くようになる。筆者が独自に開発した心音セラピーでは子供の眉間を使う。なぜ眉間を使うかというと、眉間に気を通すと親子のコミュニケーション能力が高まり、子供が親の言うことを聞くようになるからである。

「眉間で観る」、第三の眼とも言う。この行為には松果体が関与していることが推測される。

具体的には、視交叉上核からの神経伝達経路に、眼から入った光の信号が視神経を経て視交叉上核へ伝えられ、上頸神経節を経て、松果体に達する神経経路は存在する。

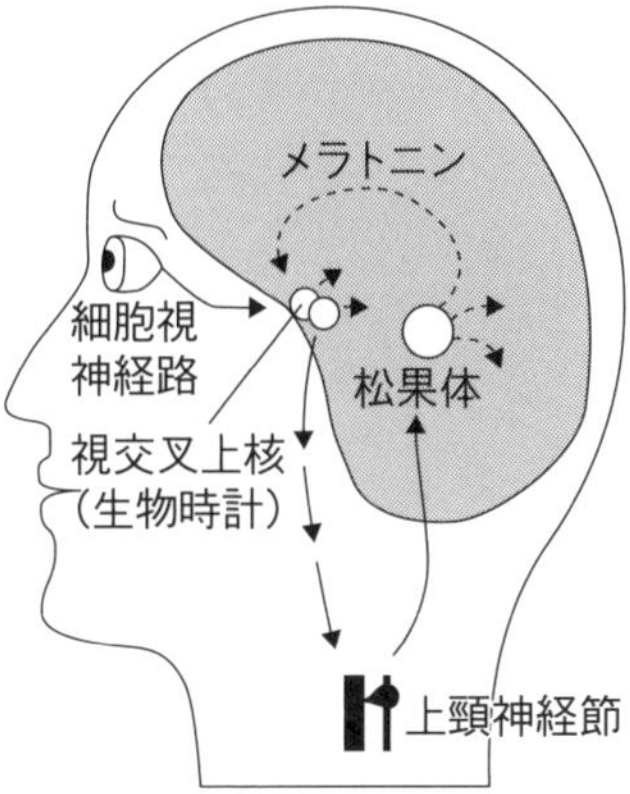

松果体への神経経路

1日のメラトニン分泌リズム

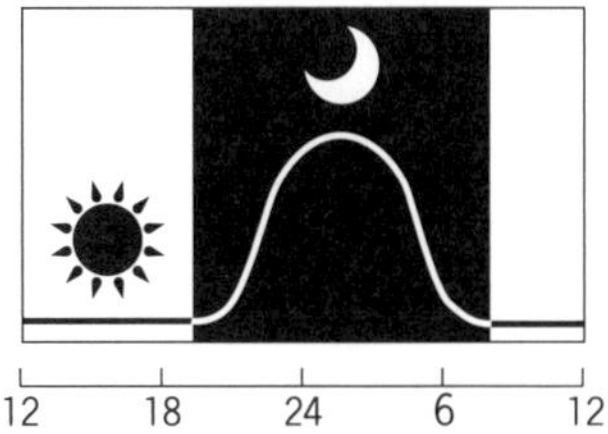

以上から、眉間に頸椎の治療を加えることによって、松果体を活性化する治療が私には観えてくる。治療効果として、頭がスッキリして熟睡できるなど。中脳の上丘と下丘と松果体は一霊四魂の形象である。この形象の中心に鎮座する一霊が国之常立神である。

脳下垂体　蝶形骨

本来、国之常立神が統治する間脳は、天之御中主神が統治する大脳とは特に密接な関係にある。しかるになぜ、国之常立神は鬼門の方位に封じ込められたのであろうか？　封じ込められたと言えば、蝶形骨のトルコ鞍というくぼみにスッポリと嵌《はま》りこんでいる脳下垂体は見ようによっては封じ込められていると見えなくもない。

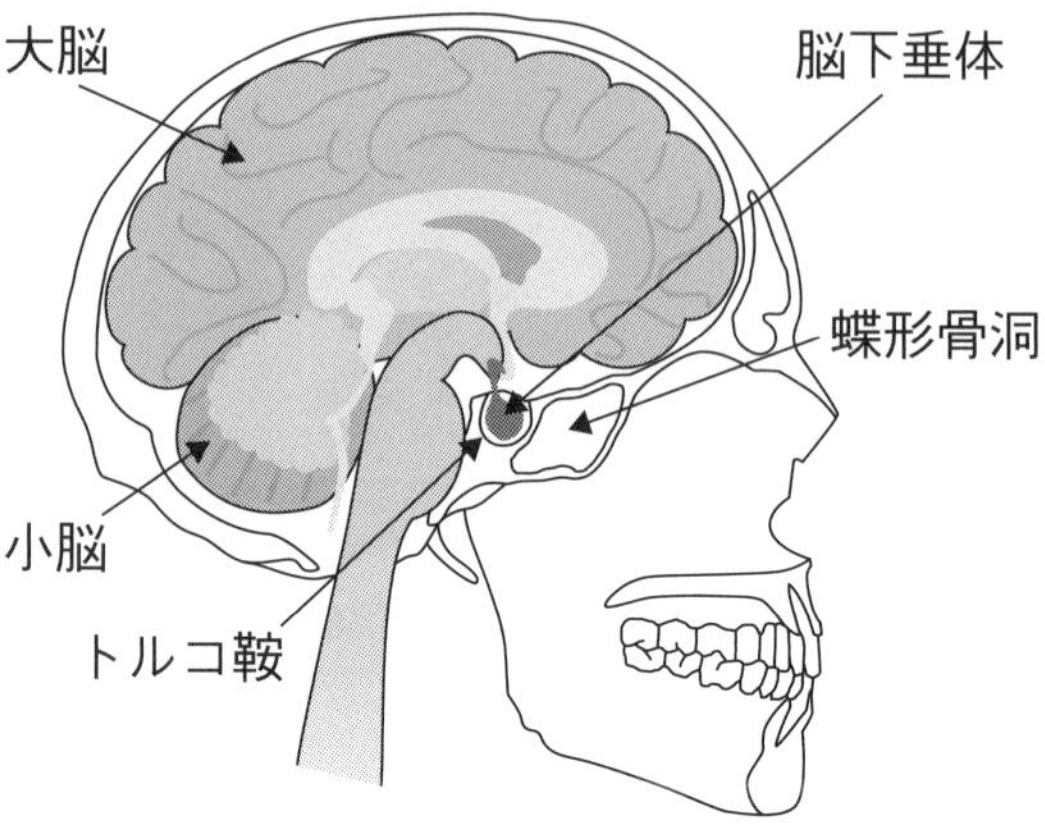

脳下垂体

脳下垂体は、発生過程で口蓋の上皮が増殖してできたラトケ嚢《のう》と呼ばれる袋状のくぼみに由来する上皮性細胞塊であり、鰓腸《さいちょう》由来の器官である。つまり、脳下垂体は魚の鰓と同郷なのである。鰓腸由来の器官は他には甲状腺、胸腺、口腔内の扁桃腺、顔の表情筋、咀嚼《そしゃく》筋などがある。脳下垂体は、さまざまなホルモンを分泌している器官、「ホルモンの指令塔」とも言われているが、鰓腸由来の甲状腺や胸腺、それに心情とも密接に繋がっている。

蝶形骨は頭蓋底のほぼ中央部にあり、羽を広げた蝶のように見えることからこの名がついたと言われている。ヒトの成人の蝶形骨は、一つの体と3対の突起（大翼、小翼、翼状突起）よりなる。蝶形骨は頭蓋骨の他のパーツとの繋ぎ目が多く、

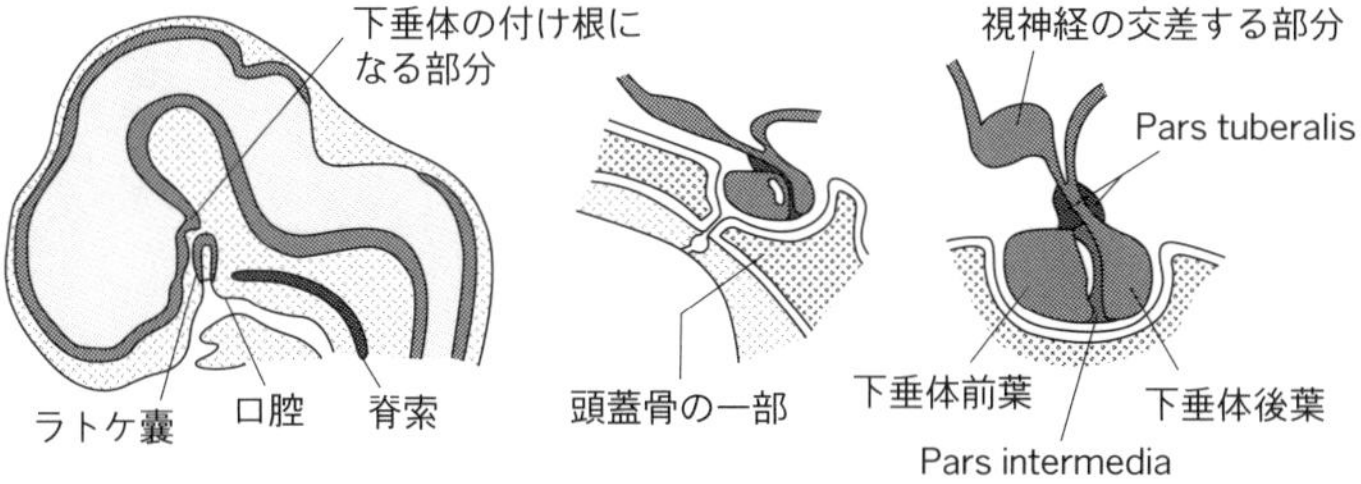

下垂体の前葉と後葉の発生
『Langman's Medical Embryology』より

9種の周囲の骨と相接しており、それらは後頭骨、側頭骨、頭頂骨、前頭骨、篩骨《しこつ》、鋤骨《じょこつ》、上顎骨、口蓋骨、頬《ほお》骨《ぼね》である。

・蝶形骨は後頭骨、側頭骨、頭頂骨、前頭骨とダイレクトに接している唯一の骨である。
・蝶形骨は鼻腔を介して外部と接しており、鼻呼吸によって冷却されている。
・蝶形骨のくぼみに脳下垂体がスッポリと嵌っている。

これらの蝶形骨の形状や特性から判断して、もし蝶形骨が振動していたらどうであろうか？　蝶形骨の振動は、ダイレクトに接している後頭骨、側頭骨、頭頂骨、前頭骨に伝わることは明白である。つまり、脳がスッポリと嵌りこんでいる頭蓋骨全体が振動している。そして、この振動によって脳が冷却される。現に、「熱音響冷却シ

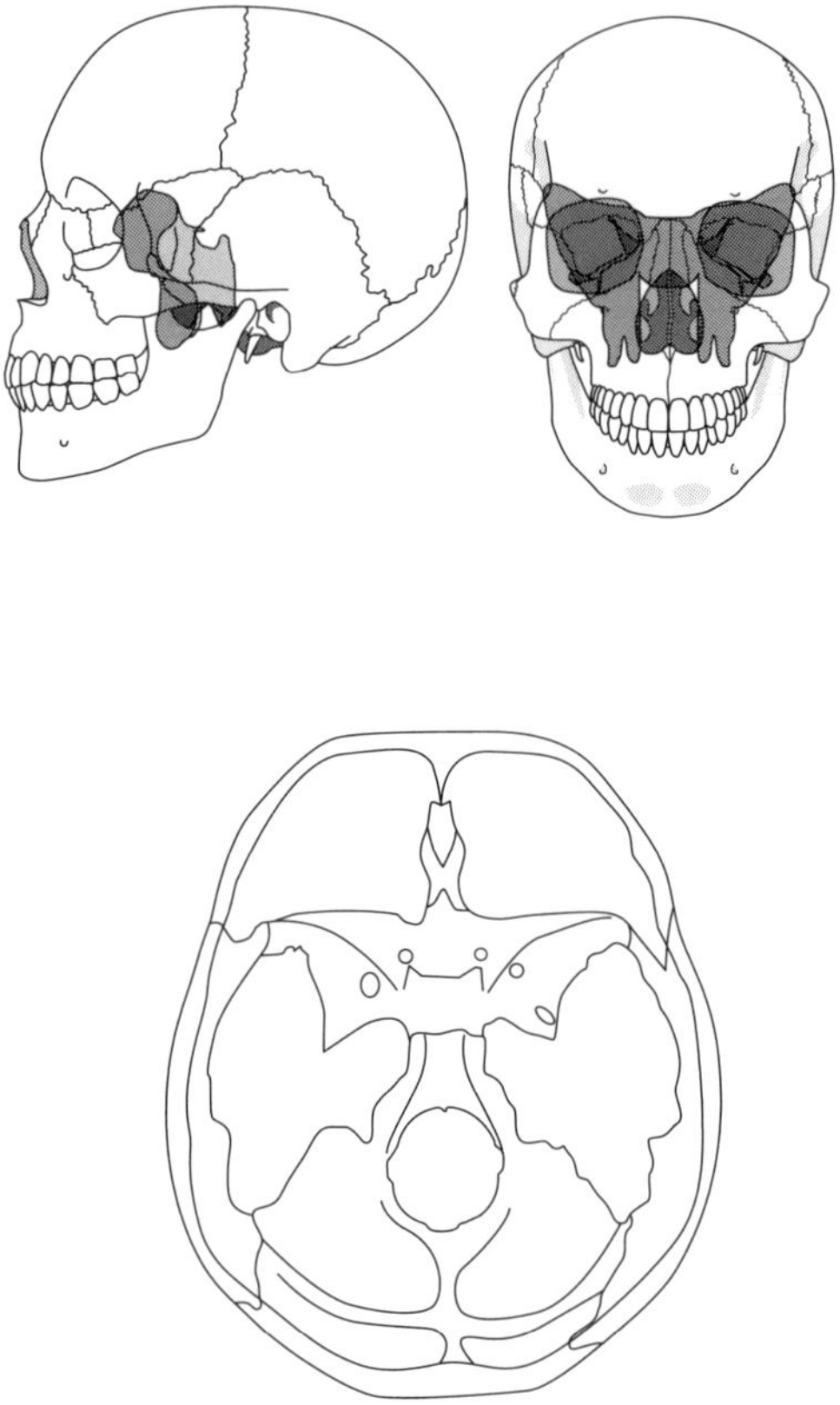

蝶形骨

ステム」がある。熱音響現象は、廃熱をエネルギー源としてモノを冷却することができる。一種の共鳴現象で、鳴り釜と呼ばれる「吉備津《きびつ》の釜」もそうである。

つまり脳は、停滞した不要な熱で頭蓋骨が振動して脳を冷却している。仙骨もまた振動している。仙骨は、西洋で「聖なる骨」、日本ではその昔「神骨」と呼ばれていた。そして、蝶形骨と仙骨は、共振共鳴している。蝶形骨の振動は脳を冷却し、性の中枢である仙骨の振動は性エネルギーという熱を産生する。

脳脊髄液

脳と脊髄は無色透明の脳脊髄液に浮かんでいる。脳の形や水分を保ち、不要物を除く働きを持つと考えられている。脳の硬さから考えると、柔らかい豆腐が水中に浮いている構図となるであろうか。脳脊髄液は無色透明、弱アルカリ性の液体であり、ビタミン（特にB群）、電解質、白血球、アミノ酸、コリン、核酸など、神経系の維持に非常に重要な成分が含まれている。脳や脊髄を浮かべ、衝撃から守るとともに、栄養補給や不要物質除去の役目をもつ。全量は150cc ほどであり、一日数回入れ替わる。一日の産生量はおよそ500㎖、一日中休みなくつくられるが、特に寝ているときに多く産生される。

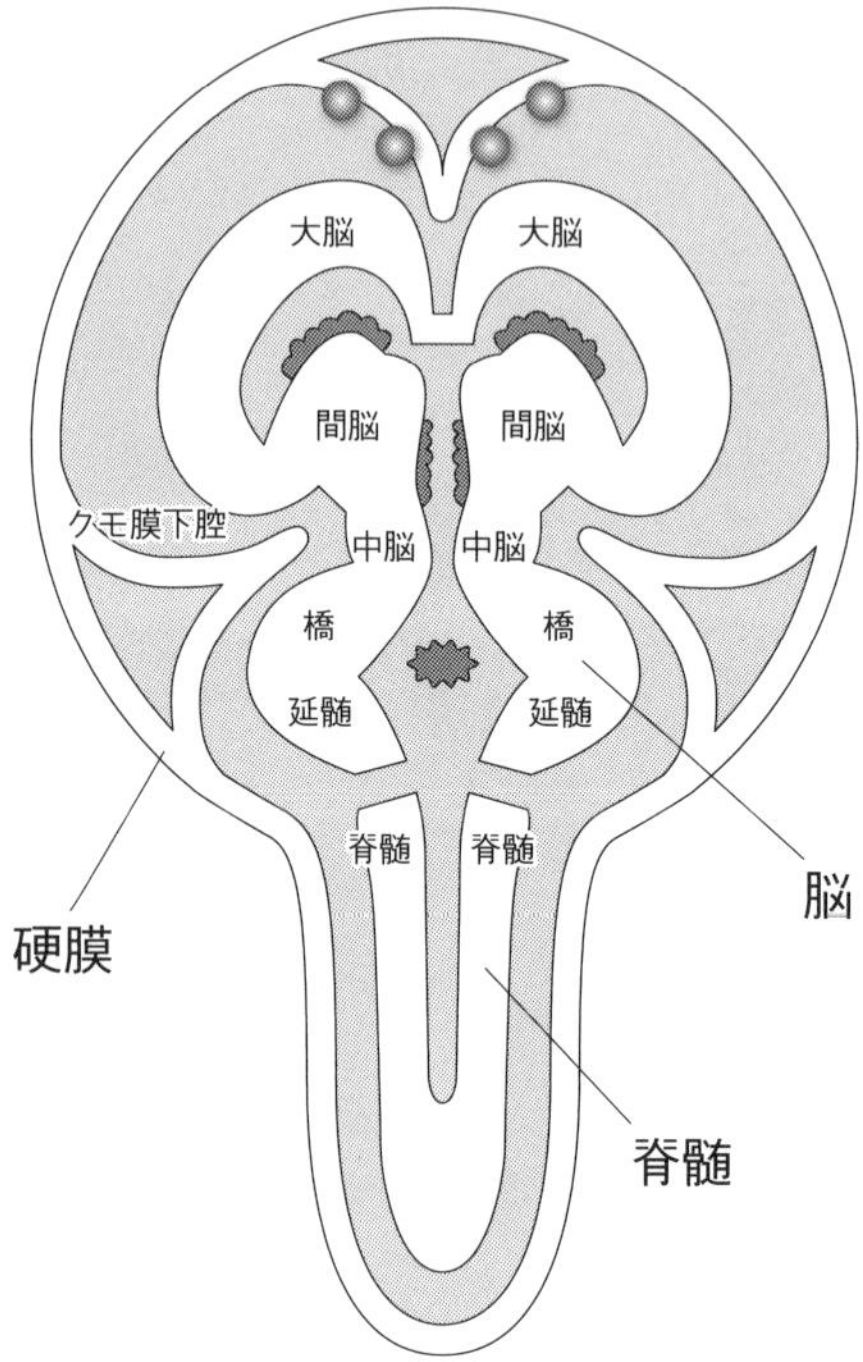
大脳
大脳
間脳
間脳
クモ膜下腔
中脳
中脳
橋
橋
延髄
延髄
脊髄
脊髄
脳
硬膜
脊髄

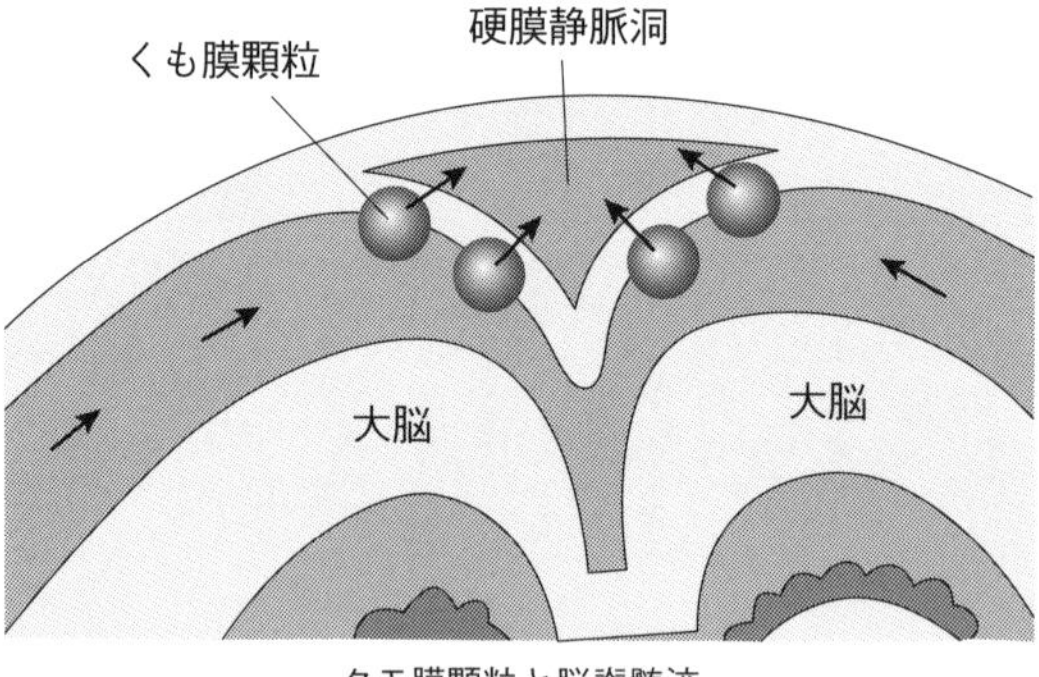
硬膜静脈洞
くも膜顆粒
大脳
大脳

クモ膜顆粒と脳脊髄液

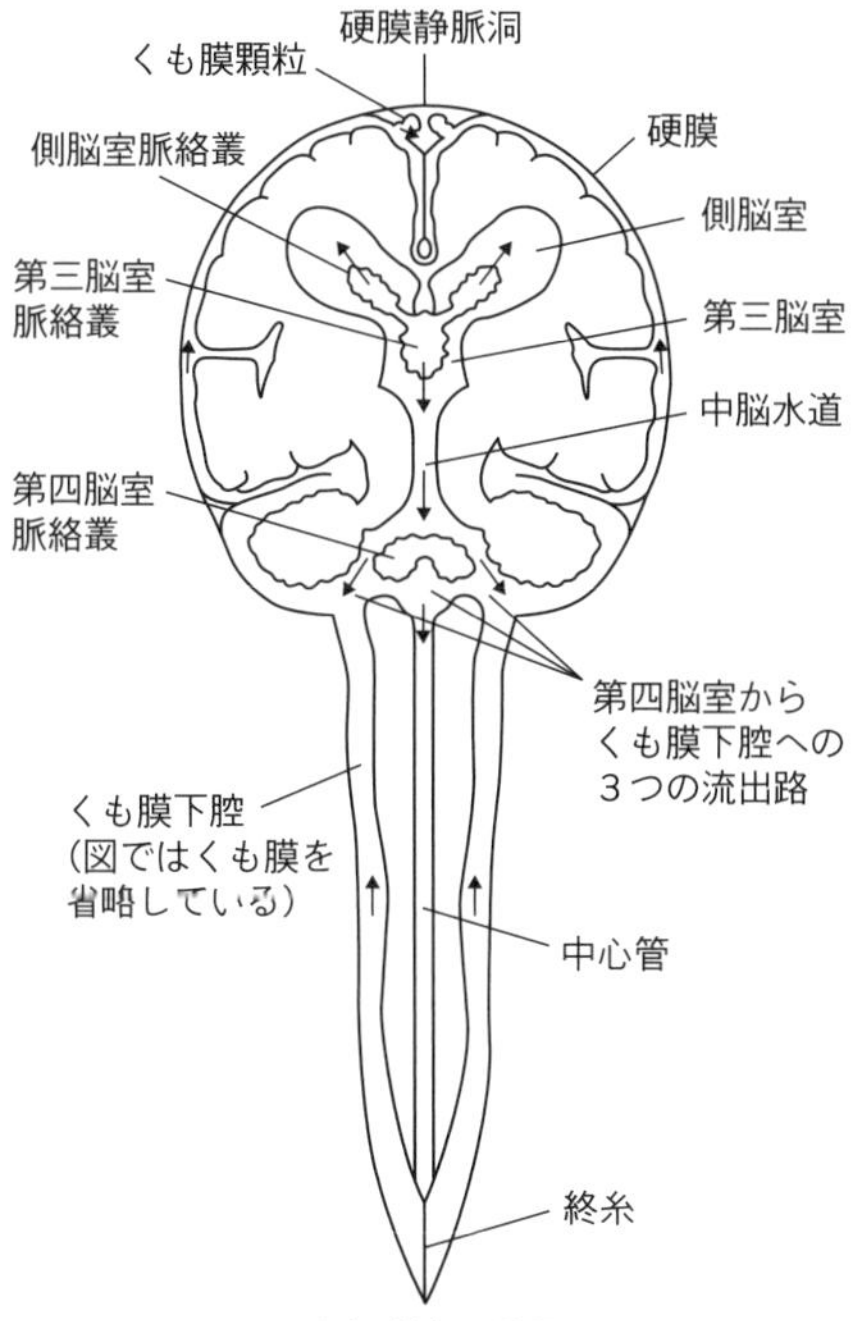

脳脊髄液の循環

脳脊髄液は脈絡叢で産生される。脈絡叢は側脳室、第三脳室、第四脳室のいずれにも分布する。第三脳室、第四脳室の脈絡叢が発達しているのでその2つから産生されるのが多い。脳脊髄液は脳室から出るとクモ膜で包まれたクモ膜下腔を循環する。脳脊髄液は産生された量と同じ量が絶えず吸収され、常に一定量が保たれる仕組みになっている。

脳脊髄液の大部分は脳のてっぺんにあるクモ膜顆粒（赤い球の部分）という部分で吸収され、静脈に流れる。クモ膜顆粒は硬膜静脈洞（上矢《じょうし》状静脈洞）にイボ状に突出し、脳脊髄液を静脈血中に排出する。

上衣細胞（ependymal cell）

上衣細胞は、中枢神経系に存在する脳室系（嗅脳室、側脳室、第三脳室、中脳水道、第四脳室、脊髄中心管）の壁（上衣）を構成する細胞である。上衣細胞の形態は脳室系の部位により変化に富む。上衣細胞の表面には多数の繊毛が生えており、脳室内での脳脊髄液の循環、脳室から脳実質（大脳、小脳、脳幹など）への物質輸送などの機能を制御している。

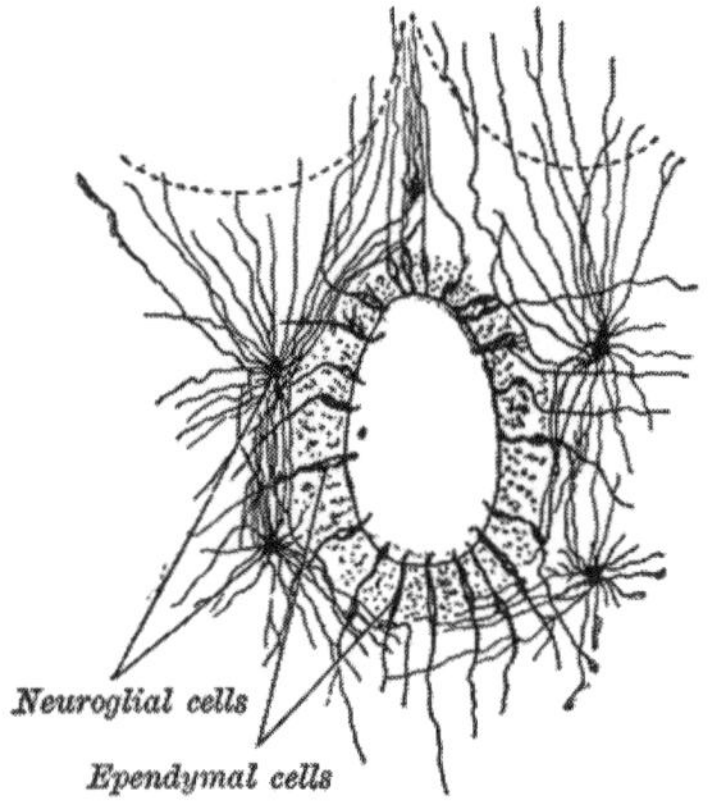

上衣細胞

また、脳室上衣細胞にある繊毛は、波打ち運動によって脳脊髄液の流れを作り出す。脳脊髄液流の方向性は脳への栄養の輸送や有毒な代謝産物の除去を促進し、その乱れは水頭症を引き起こす。

上衣細胞は形態学的に大きく2種類に分類される。一つは繊毛を持つ立方体の形態をした上衣細胞である。もう一つは双極性で、繊毛をほとんどもしくはまったく持たない伸長上衣細胞（タニサイト）である。2種類の上衣細胞は分布も異なっており、上衣細胞が側脳室、第三脳室、第四脳室の壁面に存在しているのに対し、伸長上衣細胞（タニサイト）は第三脳室の壁面にだけ存在している。脳室から続く脊髄中心管には繊毛を1～3本持つ上衣細胞が存在する。

なぜ、第三脳室にだけタニサイトが存在しているのであろうか？

（上衣細胞の構造）

上衣細胞の繊毛は、中心体が変化した基底小体から伸びている。2種類の微小管がペアをなした9＋2型の繊毛であり、ダイニン（細胞内で物質を運ぶ分子モーターの一種）の働きによって自由に曲げることが可能となっている。

（A）細胞膜に結合した基底小体から微小管軸糸で構成される繊毛が伸長する。繊毛運動の方向に向かって、基底小体から基底仮足が伸長する。基底小体は細胞内に向かってルートレットと呼ばれる構造物を伸長している。

（B）「9＋2型」繊毛の構造。上衣細胞の繊毛は、外周に位置する9対の微小管及びその内部に位置する1対の微小管で形成された軸糸を持つ、「9＋2型」の運動性繊毛である。

（C）外側微小管Aに存在するダイニン及び中心微小管ペアに伸びる放射状スポークが繊

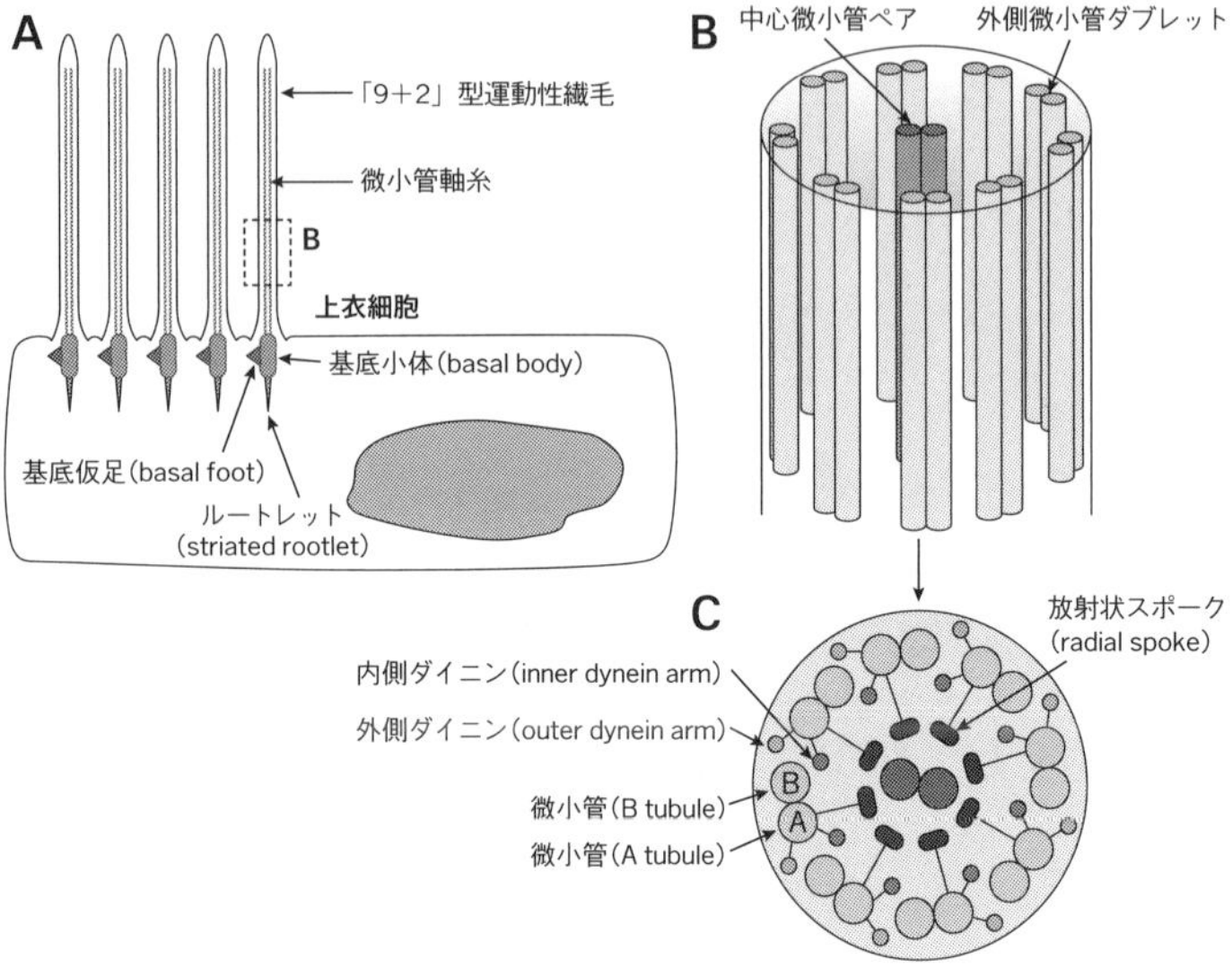

（繊毛の構造　『脳科学辞典』より）

毛運動を担う。微小管結合モーターであるダイニンや放射状スポークの働きで繊毛が曲がり、繊毛運動が生み出される。

（上衣細胞の繊毛運動）

可動性繊毛は非対称的な運動様式を実現することで高速かつ効率的に繊毛運動を行う。前方ストロークでは、繊毛全体が液流方向へと曲がることで液流を生み出すのに対し、後方ストロークでは、繊毛の根元を大きく曲げることで抵抗を減らし、発生した液流を遮らないように運動する。

上衣細胞の構造を数霊理論で捉えると、ダイニン及び中心微小管ペアに伸

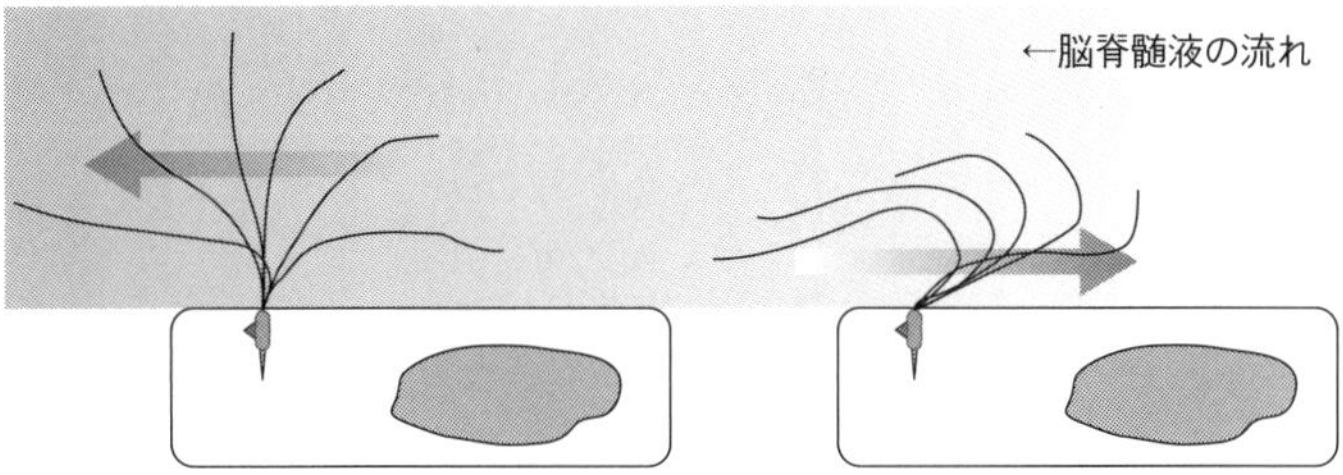

上衣細胞の繊毛運動

びる8本の放射状スポークは、3・8木局して電気式モーター機能で上衣細胞の繊毛運動を起動している。と同時に、発光していることが推測される。胎児は羊水を飲み込んでお腹の中で濾過して羊水の混濁を防いでいるが、脳脊髄液は光洗浄で脳脊髄液の混濁を防いでいるのでは？ また、外周の9対の微小管の「9+2型」の繊毛の構造は、2・7火局して脳室内に渦を生じさせて脳脊髄液が淀み濁るのを防いでいるのでは？

2数と7数が合局して火（9数）の作用をもつ。2・7火局の秘密は2という数にある。2は単なる2ではなく、1+10である。（10数は単数化され1となり、1+1=2となる。）不二の2である。2は、2の0乗の1（$2^0=1$）である。2の1乗の2（$2^1=2$）の象ではない。だから、不二であり、太極・陰陽を生むことができる。

脳室の脳脊髄液は脊髄中心管を通って仙骨部の底に達する。

その速度は極めてゆっくりである。脳室内の上皮細胞は、渦巻いて脳脊髄液を上下にかき混ぜている。あたかもトルネードや台風が上昇気流によって下方へ雨を降らすように。

脳脊髄液の循環と重力

脳脊髄液生理学の教義となっているbulk flow説、すなわち「脳脊髄液は脈絡叢で産生され一方向に流れて、頭頂部のクモ膜顆粒から吸収される」の誤謬《ごびゅう》が近年指摘されている。上矢状静脈洞付近での脳脊髄液の吸収は定説とは異なり主経路でなく、むしろ頭蓋底部、鼻腔からのリンパ系吸収、また脊髄レベルからの吸収路のほうが重要である。

生理的条件下において、脳脊髄液は脳内毛細血管から吸収されて血液循環に戻るのに加え、脳脊髄から枝分かれした神経束（同一方向に走る多数の神経線維が集まって束になっている部分）内に存在する隙間から全身組織の細胞外腔にじんわりと漏れ出し、最終的にリンパ管に取り込まれる。リンパ管に吸い上げられた後、リンパ節を経て静脈角から大静脈へ灌流《かんりゅう》する。つまり、脳脊髄液の循環は血液循環やリンパ循環と三つ巴に密接に絡み合っているのである。

正常な脳脊髄液は水様で透明、比重は1・005～1・009、タンパク量10～40㎎／

dℓ、糖50～75㎎／dℓである。脳室穿刺《せんし》で得た脳脊髄液より腰椎穿刺で得た脳脊髄液のほうが比重が大きく、タンパク量も腰椎穿刺で得た脳脊髄液のほうが多い。

つまり、重力下において重いものはより下方へ、軽いものはより上方へ引っ張られるので、脳脊髄液の循環は重力の影響を強く受けている。裏を返せば、重力を活用して脳脊髄液の循環は営まれている。では、重力のない無重力ではリンパ循環はどうなるのであろうか？何か障害が生じるのであろうか？

宇宙ミッションから帰還した宇宙飛行士の3分の2が、「視覚障害脳圧症候群」(visual impairment intracranial pressure syndrome：ＶＩＩＰ）と呼ばれる視覚障害に悩まされるという。この症状名は、通常は重力によって地面の方向に引っ張られる体液が、宇宙では頭の方向にも自由に流れるため、脳と眼球にかかる圧力が増大する、と考えられていた。

しかし最近になって、血管内体液が頭方向に向かうからではなく、脳脊髄液が目の方向へと移動するために眼球近くの脳脊髄液量が増えることがその原因であると判明した。

つまり、脳脊髄液は血液やリンパ液に比べて、より重力の影響を強く受けているということだ。

血管同様に、末梢の神経線維は網の目のように全身に、その末端にまで張り巡らされているということだ。

いる。そして、その隙間から脳脊髄液がじんわりと漏れ出て、傍らのリンパ管に吸収される。もともとリンパは、血管から血液が漏れ出た組織液がリンパ管に吸収されたものであり、リンパ管は漏れ出た液体を最終的に処理するために血液循環の後につくられた循環系である。

血液循環には心臓という強力なポンプがあるから、心臓を出た血液が全身を巡って戻ってくるまでわずか40秒程度である。一方、リンパ循環には心臓のような強力なポンプはないので、リンパが全身を巡って元に戻るまで約12時間かかる。このようにリンパの流れは大変ゆっくりではあるが、動脈の動き・呼吸・腸の蠕動運動・筋肉のポンプなどの外部からの圧による受動的な運動、さらには連続するリンパ管分節内の「蠕動運動」といった駆動力をもっている。リンパ循環よりもさらに遅いのが脳脊髄液である。血液循環はドクンドクンと騒がしい、リンパ循環はもの静か、脳脊髄液循環は物音一つしない静寂な世界である。

リンパを土中の地下水とするならば、脳脊髄液は光の届かない深海の深層海流となる。

深海、マッコウクジラ

深海は表層とは環境や生態系が大きく異なる。高水圧・低水温・暗黒・低酸素状態などの過酷な環境条件に適応するため、生物は独自の進化を遂げており、表層の生物からは想像できないほど特異な形態・生態を持つものも存在する。当然、光合成に必要な太陽光は深海には届かないので、植物プランクトンは深海には存在しない。また、性質の相異から表層と深海の海水は混合せず、ほぼ独立した海水循環システムが存在する。では、深海に堆積した豊富な栄養素はどのようにして表層に循環されるのであろうか？

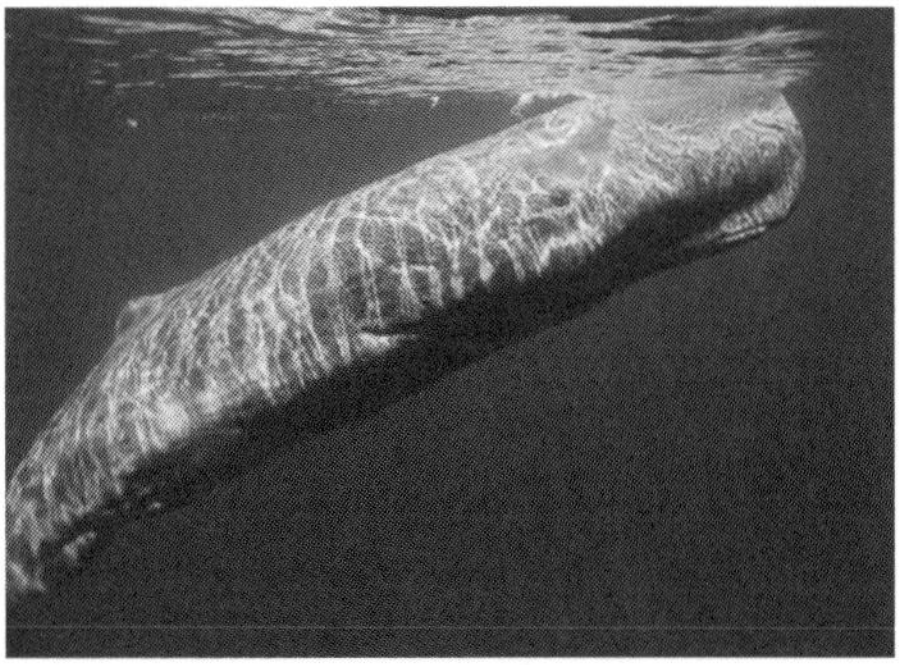

マッコウクジラ

そこで登場してくるのがマッコウクジラである。マッコウクジラは深海３０００メートルまで潜水し、表層と深海を繋いでいる。クジラはもともとは陸上で生活を営んでいた哺乳類である。その哺乳類が陸上生活を捨て、再び海中へと戻っていった理由は、陸上では成し得ない独自な脳の構造（具体的には、深海まで潜水する脳の構造）を獲得することにあった。そして、その役割はマッコウクジラによって果たされた。

マッコウクジラが深海3000メートルまで潜水できるのはその大きな頭にある。巨大な頭部のなかには脳油と呼ばれる油（ワックス）を多く含んだ結合組織でつくられた、脳油器官と呼ばれる特別な構造がある。脳油器官の周りには血管網が発達しており、潜水や浮上をする際にこの脳油器官が浮力を調節する機能をもっている。深く潜るときは頭の筋肉を収縮させて鼻道を広げて海水を取り入れる。海水で脳油が冷やされて固まると、脳油の密度が増し、体積が減少する。これによって頭部の比重が大きくなり、頭を下にして垂直に潜水することを可能にする。まさに体のなかに潜るための重りをつくりだしていることになる。浮上するときは、鼻道のなかの海水を排出し、脳油器官を取り囲んでいる血管の血液循環を高めて、脳油を温める。すると、脳油が溶けて密度が減り体積が増すので、比重が小さくなり軽くなる。この浮力を利用して頭を上にして浮上する。

深海の底には豊富な栄養素が堆積している。その栄養素を深海生物が食し、その深海生物をマッコウクジラがたらふく食べる。表層に戻ったマッコウクジラの死骸は、表層に深海の栄養素を供給する。また、表層の栄養素をたらふく食したマッコウクジラの死骸が深海の底に達すれば、表層の栄養素を深海へ供給することになる。こうしてマッコウクジラが表層と深海を行き来することによって、栄養素が表層から深海へ、深海から表層へと循環する。これに似た自然界の循環システムに「鮭の産卵」がある。

人体の脳脊髄液は、光の届かない深海の深層海流と相似の関係にある。深海の底に匹敵するのが仙骨となる。脳室内の脳脊髄液と仙骨部の脳脊髄液との間には、深海におけるマッコウクジラに似た循環システムが存在する。その一つに仙骨と腎臓の共鳴がある。

脳脊髄液を「ツボ」という概念で考える（三陰交・絶骨）

「三陰交」は、血と深い関わり合いをもつ足の三陰経（肝・脾・腎）が交流し、特に女性には頻用《ひんよう》される重要なツボである。その主な効能は、脾経《ひけい》による子宮・卵巣といった生殖を調整する。一方、男性は脾経ではなく肝経による前立腺への調整が主になる。男性の生殖器は、女性とは異なり肝経と深い関係にある。

骨髄に関係ある八会穴《はちえけつ》の髄会《ずいえ》の「絶骨」は、腓骨《ひこつ》を挟んで「三陰交」と同じ高さにある。

そして、鍼灸治療には、この同じ高さにある「三陰交」と「絶骨」の2つのツボを内側と

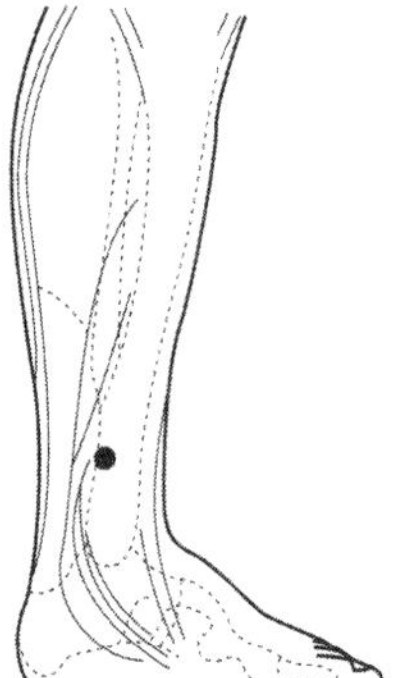

三陰交

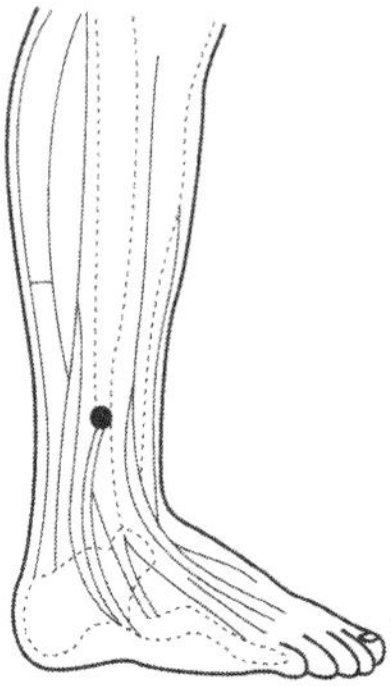

絶骨

外側から打ち抜く「打ち抜きの灸」がある。その効能として、下肢の痛みや重み、胎毒、淋病、化膿性体質などに、湿気を抜く灸として、広く応用されていた。「三陰交」に直径1~2センチの大灸を据えて、化膿させると、表裏する「絶骨」の部より、施灸せずとも「三陰交」と同じように化膿して膿《うみ》が出てくる。

「三陰交」と「絶骨」には何らかの直結したルートがあることが推測される。多《た》壮灸《そうきゅう》という過剰な熱刺激によって初めて開通する特別なルートとは？

「三陰交」は渦巻いている。表層の渦は脾経、深層部は腎経、中間層は肝経、そして底が腓骨である。これら足の三陰経の渦は底の腓骨にまで達していないが、渦が底に達すると渦は反転する。「三陰交」と「絶骨」の「打ち抜きの灸」の秘密はこの渦の反転にある。反転とは、裏と表がひっくり返る。裏が表に、表が裏に、内が外へ、外が内になる。反転に不可欠なもの、それが中心である。中心がなければ反転できない。中心ができると、「三陰交」と「絶骨」がひっくり返る。その結果、多壮灸の熱刺激が「三陰交」から骨を貫通して「絶骨」へと伝わる。

反転の現象を、私たちは独楽《こま》の回転で身近に見ることができる。回っている独楽がいつしか上下が逆になって回り始めることを確認できるはずだ。ただし、回っている独楽の中心軸が定まらないとこの現象は起きない。

太極は7である。しかし、太極の究極は、5＋6＝11である。5・6の関係を、物理学の法則にある摩擦抵抗と慣性の法則で説明してみる。慣性の法則とは、簡単に言うならば車は急には止まれない。これが6の作用である。一方、静止した物体を動かすには非常に大きな力を必要とする。そこに在るものはずっとそこに在ろうとする。これが5の作用である。

車のタイヤは速度が遅いときは進行方向と同じ方向の回転をしているが、速度が高速になってくると瞬時に逆の回転に変わってしまったかのように見える。これらもまた5・6の現象である。五感や六感で説明してみると、五感は知ってのように聴覚、視覚、嗅覚、味覚、触覚である。五感を磨くといつしか六感が立ち上がってくる。

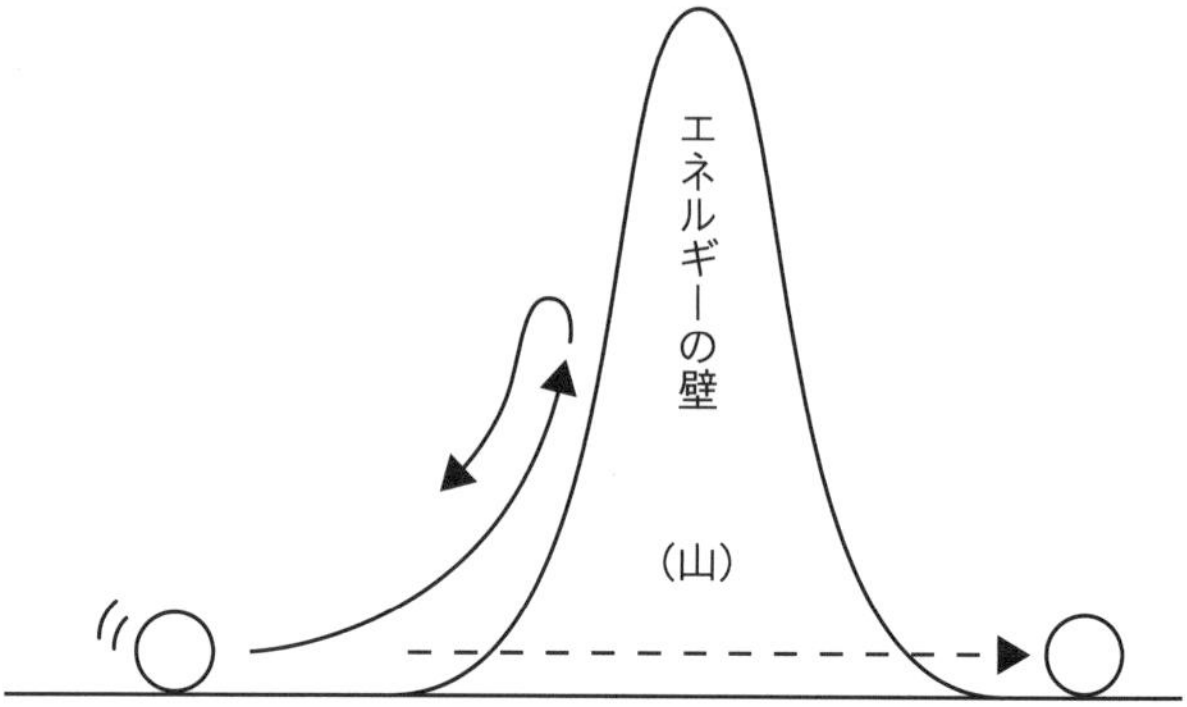

量子トンネル効果

「三陰交」と「絶骨」の間には直結した秘密のルートがある。当然、両者の間には固い腓骨がある。この固い骨を、まるで量子トンネル効果の如くに貫通する。（量子トンネル効果とは、非常に微小な世界において発生する物理現象であり、粒子が、ポテンシャル障壁を貫通し、あたかもトンネルを抜けたかのように反対側に現れる現象である。）

髄の気が集まる「絶骨」と、「肝」・「脾」・「腎」の三陰の気が交流する「三陰交」が繋がることによって得られる髄の気は、量子的現象なのか？

第三章　大本の国之常立神と豊雲野神

大本の国之常立神と豊雲野神

神道系新宗教の大本は、1892年（明治25）教祖出口なおが神懸かりして京都府綾部で開教。女婿出口王仁三郎《おにさぶろう》が教理を体系化し、世の立て替え、立て直しを唱え、理想世界「みろくの世」の実現を説く。1921年に大規模な弾圧を受け、王仁三郎や幹部が検挙される。35年には、不敬罪と治安維持法違反で、再び大規模な弾圧を受け、本部が破壊される。戦後、大本として再出発、現在に至る。生長の家や世界救世教をはじめ、その後の新宗教教団にも大きな影響を及ぼした。

大本神諭は「三千世界一度に開く梅の花、艮《うしとら》の金神の世になりたぞよ。神が表に現れて三千世界の立替え立直しを致すぞよ」という宣言（「艮の金神の世」の到来と「三千世界の立替え立直し」）を機軸とする。王仁三郎は、艮の金神の正体を古事記や日本書紀で国祖神とされる国之常立神と審神者《さにわ》した。

国祖神（国之常立神）の治世は厳格を極めたため、不満を募らせた八百万の神々により国之常立神は艮の方角（鬼門）に封印されて「艮の金神」となり、妻神豊雲野神は坤《ひつじさる》の方角にこもって「坤の金神」となったという。

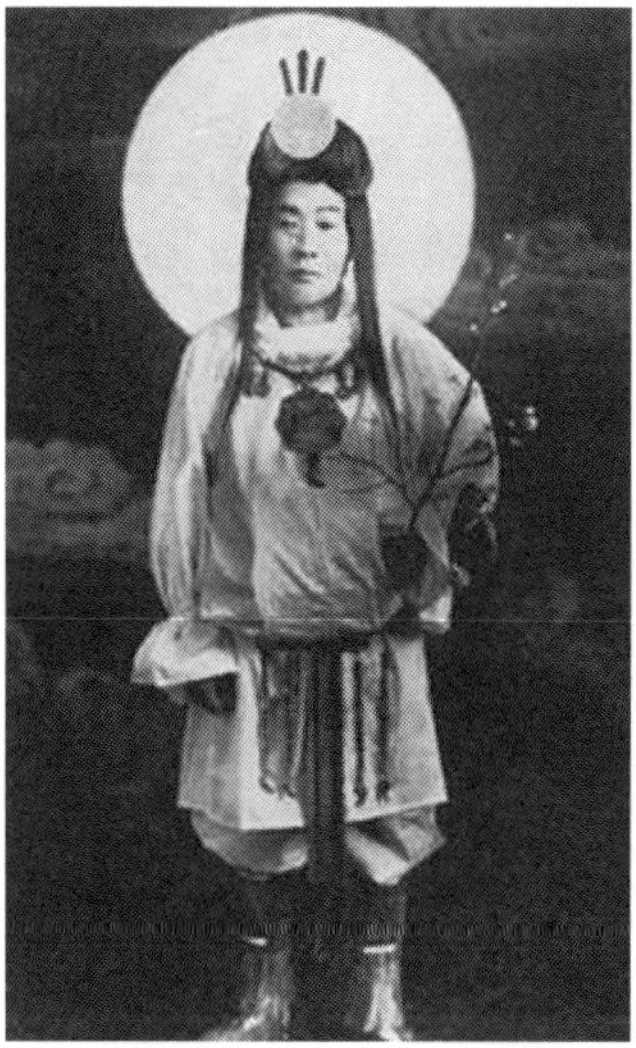
国之常立神に扮した王仁三郎

神諭は、節分（豆まき）、鏡餅、門松など日本の多くの宗教的儀式に国之常立神を調伏《ちょうぶく》・呪詛《じゅそ》する目的が隠されていると指摘する。だが国之常立神が再び現れる日は迫っており、それに伴い体主霊従の文明から霊主体従の文明へと、価値観が大転換すると説く。変革が行われたあとに到来する理想世界はみろくの世とされる。

開祖出口なおの口からは一度たりとも艮の金神の正体については語られていないが、出口王仁三郎は、艮の金神を国之常立神と審神者した。艮とは、東北の方位で、これを表鬼門という。ちなみに、南西の方位（坤）が裏鬼門である。

4	9	2
3	5	7
8	1	6

9数理盤

9数理盤において、表鬼門・裏鬼門は2・5・8の方位にある。2の場が国之常立神、8の場が豊雲野神となる。ここには、4・9金局という「がん治療」に応用できる大変な秘密が隠されている。

4・9金局

4・9金局は、4数と9数が化学反応を起こして7数の金の作用をもつ。ちなみに、4数は情報、風、流通。9数は熱、精神、頭脳、がん等といった意味がある。

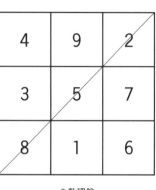

7数の金の作用には、栄養・脂肪、作物の収穫などの意味がある。また、アルコール発酵における熟成もそうだ。ウイスキーなどは何年も何十年も寝かせて熟成させる。そうすることによって、風味がよくなり、味も円《まろ》やかでコクが出てくる。この熟成期間は温度や湿度の管理が非常に重要となる。ただ単に長い時間寝かせればよいというものではない。温度や湿度が年間を通じて一定である地下室などで保存されるのはそのためである。

また、7には固まる意味がある。例えば、水が固まると氷になる。それ故、7は氷をも意味する。ちなみに、1は水、4は水蒸気である。水の三態（水・水蒸気・氷）は1・4・7で表記される。三才において、天は3・6・9、地は1・4・7、人は2・5・8となる。三才とは、天・地・人の3つの才（働き）を表す言葉である。転じて、宇宙の万物を表す言葉とされる。

4・9金局はがん治療に応用される原理である。4・9金局してがん細胞（9）を固める。がん細胞を固めるとは、がん細胞の周辺にコラーゲンを増殖させてがん細胞の増殖を防ぐ。がん細胞をアポトーシス（細胞の自然死）させるのではなく、悪さをしないように寝かせるわけである。日本医科大学皮膚科教授・丸山千里氏が開発した丸山ワクチンにはこの機能があると考えられる。川崎医科大学名誉教授・木本哲夫氏は、丸山ワクチンについて以下のように述べている。

「体の中でがんとの戦いの第一線に立ち塞がるものはリンパ球よりも色々の種類を異にするコラーゲンであることがわかりました。コラーゲンとは上皮細胞と上皮細胞の間を埋めている間質組織の主成分で、繊維状のタンパク質です。体に含まれているタンパク質の30％以上を占めている。

傷ができると傷口周辺に新たに毛細血管が作られます。また破壊された部分には、コラーゲンを産生する線維芽細胞と呼ばれる細胞が集まってきて、欠損した部分にコラーゲンを埋め込んでいきます。その後、傷口はかさぶたで覆われ、やがてかさぶたが剥がれ落ちたときに傷はすっかり治っています。かさぶたや傷跡はコラーゲンそのものです。

がんを封じ込める過程でも、コラーゲンは傷を修復するときと同じように働きます。がん細胞が浸潤して組織を破壊すると、コラーゲンは破壊された組織の周辺に増殖して、組織の傷を修復していくのです。

傷を治すしくみは、もともと体に備わった自然治癒力によるものですから、丸山ワクチンを打たなくても、傷ができればコラーゲンは産生されます。しかし、がんでは、早くコラーゲンの増殖を促進させなければならないので、丸山ワクチンの助けが必要となります。というのは、がんの患者さんの場合、コラーゲンの増殖はみられますが勢いがなく、がんを封じ込める強さのないコラーゲンになっているからです。がんは成長する速度がきわめて早いので、ひ弱なコラーゲンでは、たやすく突破してしまいます。

丸山ワクチンを打つと、リンパ球が活性化します。そのリンパ球が活性化するにつれて体を守るための反応（ＢＲＭ）を調整する物質が誘導され、コラーゲンの強度が増して、その増殖も活発になります。

リンパ球やＢＲＭの力を借りたコラーゲンは非常に頑強なものとなり、がんをがんじがらめに封じ込めて息の根を止めるバリアとなります。こうして、コラーゲンががんを包囲することで、がんの増殖や転移を防ぐことができるのです」

がんとの共存である。細胞学的にがんは存在しても臨床的にはがんとしての振る舞いをしていない状態は、腫瘍休眠状態（tumor dormancy）と呼ばれる。傷を修復するコラーゲンを増やしてがんを封じ込める丸山ワクチンは、まさに4・9金局の原理によるがん治療のあり方を提示したと言えるであろう。

農業法人 株式会社「D&Tファーム」取締役技術責任者・田中節三氏が40年以上の歳月をかけて開発した「凍結解凍覚醒法」で作られた「皮ごと食べられる奇跡のバナナ」に、がん細胞のDNAを書き換えるという画期的ながん治療のヒントがあった。『奇跡のバナナ』（学研プラス）の中で田中氏は以下のように述べている。

「マイナス60℃まで冷却すると、細胞は完全に壊れます。細胞どころか、DNA以外のものはすべて壊れてしまう。残るのはDNAだけです。

植物はDNAから蘇生します。DNAを、その生命が誕生したときに近い状態に置いてエネルギーを与えると、生命の蘇生が始まるのです。そして、DNAからRNAがどんどん出てきます。この過程で出現するRNAは、蘇生した環境下で必要な情報だけをDNAから引っ張り出そうとします。

DNAが図書館なら、ヒストンが本棚の管理番号、RNAが本を出してくれる司書のような関係です。ところが、細胞を凍結することで。タンパク質であるヒストンは壊れてしまいます。そのためRNAは、DNAのどの部分からでも自由に情報を読み込めるようになります。ヒストンという縛りから解放されるわけです。」

細胞のDNAを書き換えるのに、一番厄介なのがヒストンである。ヒストンという頑固で融通の利かない門番を破壊するまで温度を下げて細胞を凍結させると、残るのはただDNAだけとなる。そのDNAからRNAが作られてくる。ヒストンの縛りから解放されたRNAは、容易にジャンクDNAの中からがん細胞を自然退縮させる遺伝情報を引っ張り出すことができる。その原理が4・9金局である。

ここが分かると、艮の金神、祟りがあるとされる鬼門（東北）の方位に封じ込められた国之常立神へと思考が繋がった。鬼門（東北）の方位は、9数理盤における2・5・8、この軸は霊性を意味する。

大本で、祟り神として非常に怖れられた国之常立神は実は正しい神であり、悪神たちの手によって鬼門（東北）の方位に封じ込められた。そして、正しい道理がまかり通らない、どうにもならなくなった世の中を立て替え、立て直しをするのが国之常立神のお役目である、と言われている。

地下牢に封じ込められた国之常立神は、狭い牢獄の中で寒さに打ち震えている。何人《なんぴと》もその牢獄には近寄れない。万一近寄ることができても屈強で融通の利かない門番（細胞ではヒストン）によって簡単に撥《は》ね除《の》けられてしまう。こんな状況下で、国之常立神は牢獄からどのようにして脱出するのか？　脱出させることができるのか？

その脱出方法が、マイナス60℃という生命維持限界にまで温度を下げることである。そうすれば、頑丈な牢獄や屈強で融通の利かない門番などすべてが死に絶え、消滅する。残されたのはマイナス60℃にも耐えられる国之常立神ただ一人となり、晴れて自由の身となる。

細胞レベルで言えば、国之常立神はジャンクDNAとなる。ジャンクは、がらくた、不要なものを意味する。つまり、ジャンクDNAは、不要で使われないDNAである。ならば、進化の過程で排除されてもおかしくないが……。実際は、必要になったときにいつでも使えるように一時的に保管庫の中に保管されたのである。

つまり、国之常立神は悪神たちの悪だくみで封じ込められたのではなく、不要になったので一時的に封印された。来たるべき必要になる時に、いつでも表に出てその役割を果た

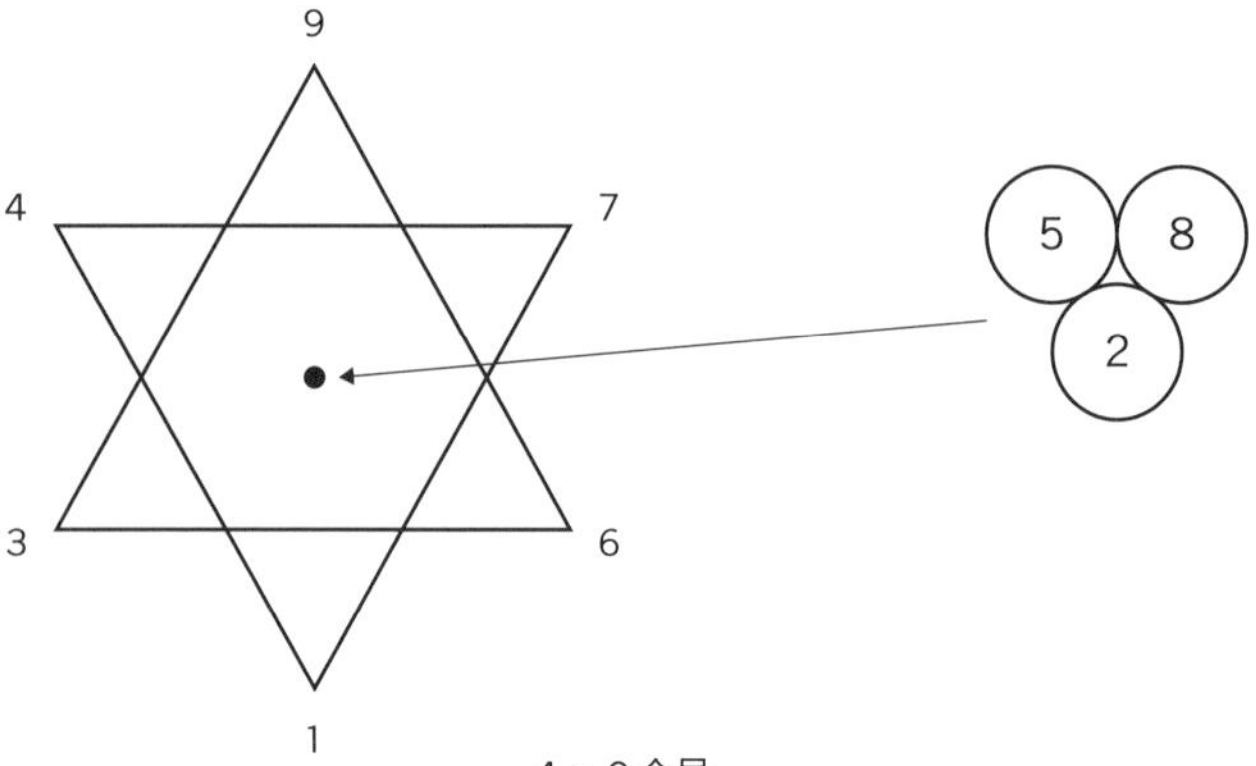

4・9金局

せるようにするために。これが、細胞レベルで捉えた国之常立神が封印された真実である。

長い間、4・9金局の意味が今一つ理解できないでいた。がん治療に応用でき、がん細胞（9）を固める作用（7）があることは何となく分かっていたが……。しかし、「奇跡のバナナ」の存在を知り、その作り方の詳細を知ることによって、次第に4・9金局の真の姿が見えてきた。

9数理盤において、2・5・8を中心に封じ込める。そうすると、9が7へと変換される。そして、中心に封じ込めた2・5・8からがん細胞をアポトーシスさせる遺伝情報を引っ張り出す。2数にその秘密が隠されている。

4・9金局は、封じ込めの原理である。中心に封じ込めた2・5・8は燃えカスであるから、その中の不要なものを排除して整理する。がん治療においては、不要なジャンクDNAの中から必要とされるDNAを引っ張り出す。

がん細胞が熱に弱いことはよく知られており、現代医療の現場ではがん患者に対して温熱療法（ハイパーサーミア）が盛んに行われている。ドイツのブッシュ医師は、丹毒に侵され高熱を発した患者のがん細胞が自然消滅したことを1866年に報告している。感染すると高熱を出す数種類の細菌を、わざとがん患者に注射する治療まで過去にはあった。

がん細胞を冷却して冷凍する治療法は未だかつてないが、「ツボ」と「音」を使うと可能となる。なぜなら、私が独自に開発したNAM治療は量子医療だからである。その詳細は別の機会に譲る。

不二と鳴門の仕組み

大本には、「不二と鳴門の仕組み」という経綸《けいりん》（神の計画）がある。鳴門の渦潮は、下向きの渦である。しかし、自然界には上向きの渦も存在する。台風や竜巻（トルネード）など。数霊的には、不二は2にあらざるの2であるが、同時に不二は「ふじ」と読む。富士山を連想させて、上向きの渦巻きの存在を示唆している。

2は11を意味する。11は、1と10に分かれる。両者を足すと、2となる（10は単数化すると1となる）。不二とは、数で表記すると2ではあるが単なる2ではない。それ故、不二なのだ。ここで問題となるのが、10である。この10という数は、先に述べたように数霊ではその取扱いが非常に難しい。この難しい10を、私たちは鳴門の渦潮に垣間見ることができる。

渦が発生すると、海水が渦の中心に向かって渦巻く。これが1・6水局の現象である。そして、中心の一点において渦が煮詰まってくるとやがて渦の中心は海底に向かって引き込まれる。渦が小さいとその深度は浅くてすぐに渦は消失してしまうが、大きな渦だと海中深くに吸い込まれていく。この現象が7から9への変換である。

中心の7が煮詰まって2が取り込まれ、9が出てくる。7の形象が時間によって満杯すると、2つの角が出てくる。それが8と9である。かくして自然数は完成し、順逆に交流する。十進法の誕生である。

ちなみに、鳴門の渦の中心は、5と6の回転の渦である。渦の回転が6、渦の中心が5である。この渦潮の肝腎要の要諦は、渦が海底に達することにある。渦が底に達して10から1へ変換され、瞬時にその向きを反転させる。5・10土局した1・6水局となる。「不二」の秘密はここにある。

鳴門の渦潮にしろ、トルネードにしろ、その要諦は底に到達することにある。トルネードの発生をYouTubeでよく見ると分かるが、下降気流が地面に達するとトルネードは一気にその勢力が大きくなる。一瞬にして、その様相が一変してしまうことがよく分かる。

上下に異なる2つの相（phase）、もしくは次元を考えてみる。例えば、幽と顕、胎内と私たちが生存する三次元空間、体内受精と体外受精など。下の相では、順次に1→2→3→4→5→6→7→8→9と上に向かって数は進んでいく。そして、9になると次の軌道に入り1となり、上の相で再び1→2→3→4→5→6→7→8→9と順次進む。

問題は、9から1への変換である。9から1へは進まない。9と1との間には大きな壁がある。それが、10である。10なくして、次の軌道には入れない。10は回転して1になる。5・10土局して、1・6水局となる。1+10=11であり、「不二」である。

10は見えない。11になって初めて見えてくる。

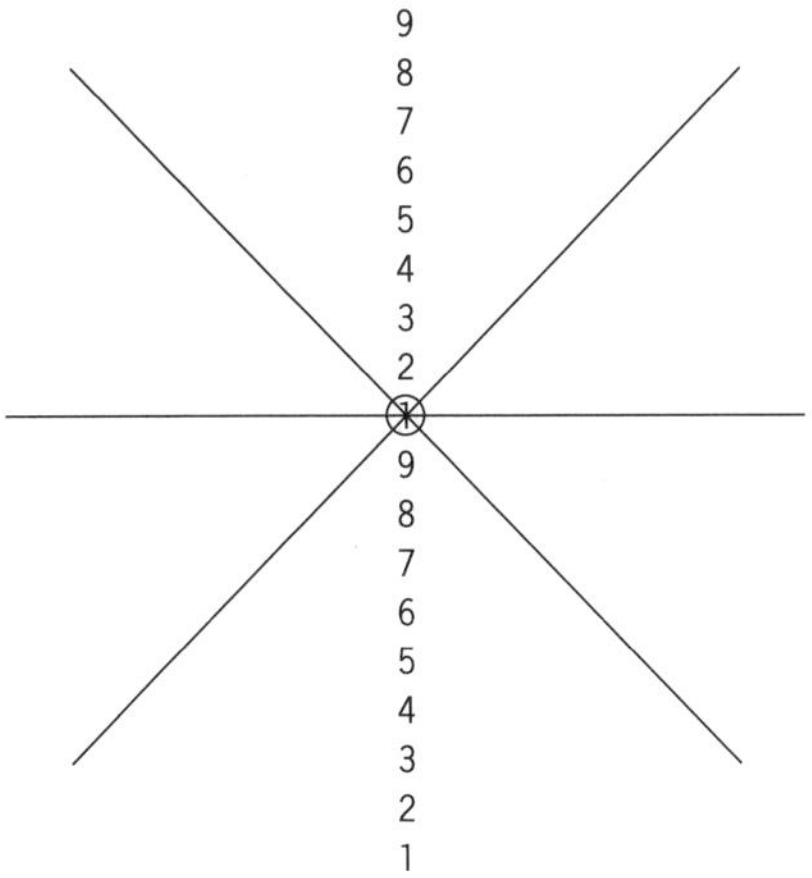

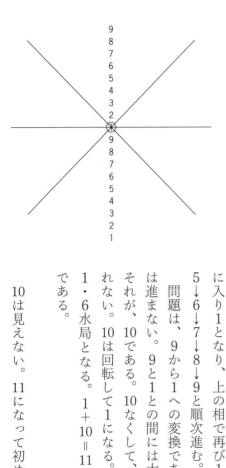

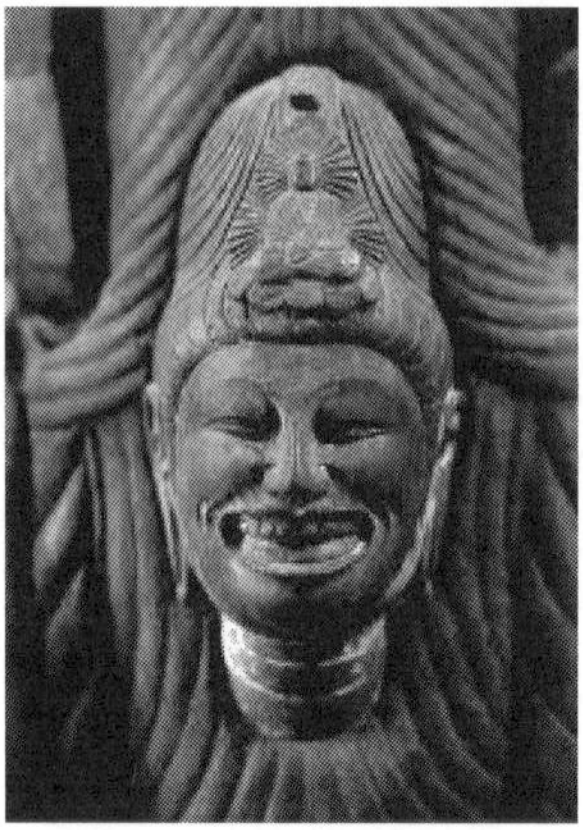

後ろの大笑面

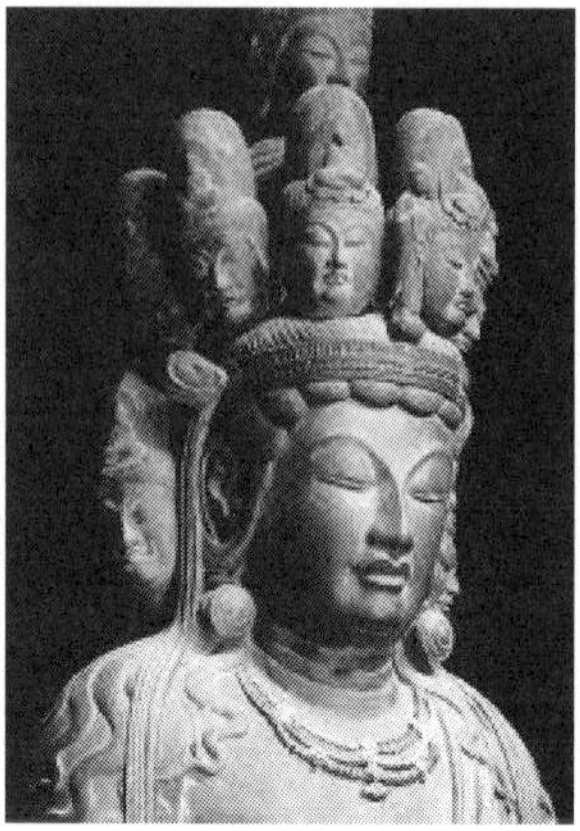

十一面観音

十一面観音である。後ろの大笑面《だいしょうめん》は口を大きく開けて舌を出して意味深に笑っている。「お前如きに、この11の秘密、本当の意味が分かるのか？」と、嘲笑うかのように……。

「不二と鳴門の仕組み」とは、「顕」と「幽」の間にある扉を開くことでもある。この扉を開くことによって、私たち人類は次の時代へと進むことができる。21世紀という新しい時代が私たち人類に求めているものの正体でもある。医療では量子医療となるであろう。

医療の立場から言い直すと、5と6が生み出す9の治療となる。9の治療とは、神々の奇跡の治療である。今、時代は奇跡を求めている。9の力を必要としている。この9の力を大本では松で治めると言っている。それほどに、この時代が抱えている問題は深いということであり、困難を伴うということだ。

真理を探究しようとすると、必ず7の壁にぶつかる。この壁の前で多くの者は堂々巡りをして、真理に到達できないままその生涯を終える。ごく稀に、この壁を破って、その内部（中心）に潜んでいる、姿を消している真理を観ることができる者がいる。いわゆる、武道や舞踊における達人・名人、それに科学者や芸術家など。

しかし、7の壁のさらに深奥には9の壁がある。この壁は、まず破ることはできない。それ故、奇跡なのだ。王仁三郎の言う「鳴門の仕組み」とは、9の世界を治める原理を説いている。奇跡を成し遂げる仕組みである。

ミロク（5・6・7）

弥勒《みろく》菩薩は釈迦が入滅してから56億7千万年後に地上に現れ人類を救済するといわれているが、大本では「567」と書いて「みろく」と読ませている。「567」を形而下《けいじか》で分かりやすく言い直すと、胎内の胎児・臍帯・胎盤の関係性で説明することができる。胎盤5、胎児6、臍帯7となる。

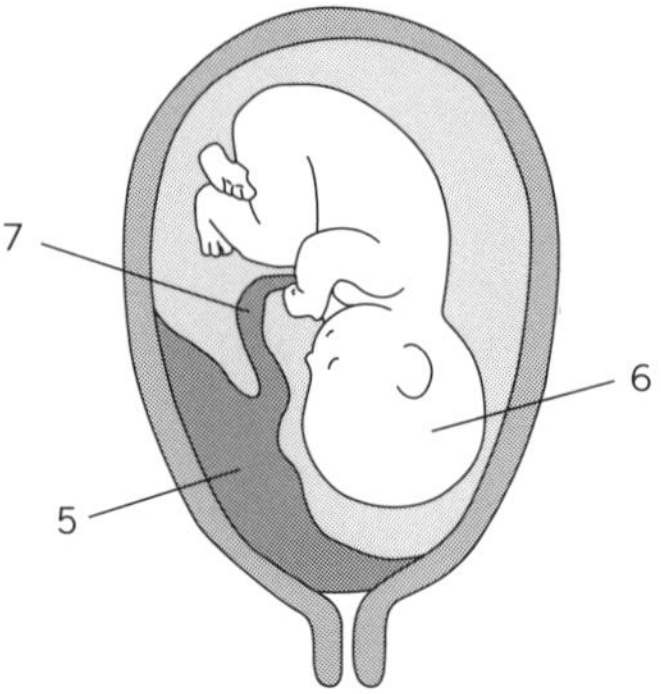

みろくの胎内世界

「みろく」とは胎内世界のことであり、「弥勒の世」とは胎内世界と繋がった時代となる。そのためには、「顕幽の扉」を開かねばならない。

胎内は、私たちが生きている世界とは3つの膜（脱落膜、絨毛膜、羊膜）で隔てられている。膜の内外では、まったく別次元の世界になっている。膜の外はエントロピーの法則に支配されており、人は老いてやがて死を迎える。一方、膜の内部ではエントロピーの法則には支配されずに、胎児は老いることなく常に成長を遂げる。時間の経過も異なり、外のおよそ270日間で内は生物進化38億年を遡る。

「顕幽の扉」は、形而下では胎内と胎外を隔てている子宮内膜・絨毛膜・羊膜の3つの膜となる。そして、「顕幽の扉」を開くとは、これら3つの膜を破って胎内と胎外を繋げることに他ならない。

「弥勒の世」とは、平和で人々の笑顔が絶えない社会といった抽象的なものではない。胎内と繋がることによって初めて可能となる社会を言う。胎内は、老いも死もなく成長し続けるマイナスエントロピーの法則に支配された空間である（一応、死産や流産はあるが

……)。このマイナスエントロピーの法則に支配された世界に繋がることによって、初めて「弥勒の世」の可能性が出てくる。

もう少し具体的に述べると、胎内と繋がる医療の誕生である。既に、私は「玄牝《げんぴん》治療」と胎生期治療が可能となる「心音セラピー」を独自に開発している。その詳細は後述する。

最近では、胎盤に守られた穢《けが》れなき神聖なる胎内世界でさえシャンプーやヘアカラーなどによって汚染されてきている。お産の現場では、最近の羊水からはシャンプーやヘアカラーの匂いがすると助産師たちの間では囁《ささや》かれている。胎内ですらこの有様である。人間の身勝手さは、ついに犯すべからざる神聖なる領域にすら及んでいる。

天の岩戸開き

日本神話の中には、「天の岩戸開き」という伝承がある。

太陽の神様である天照大神様が弟君のスサノヲの行いに心痛められ、天の岩戸へお隠れになった。

光を放たれる天照大神様が岩戸にお隠れになったために、この世から一切の光が消えてしまい、困り果てた神々は策を練って天の岩戸を開くように画策した。

そして天照大神様が外に出てきて下さり、この世に光が戻ったといった。


このような形而上的な神話の世界は、現代の私たちには分かりづらく今一つピンとこない。しかし、形而上のことは形而下に派生する。形而下の意味することを理解することによって、形而上のことも実感をもって理解することができる。

例えば、「無」「空」「有」という仏教的な概念があるが、これなども何となく分かっているようでよく分からない。やたらと、「無」になれとか、心を「空」にしなさいと口では言うが、その意味を正面切って質問されると答えに窮してしまう。それは、形而下で実感をもって理解できていないからである。

「無」「空」「有」といった形而上的概念を理解するために、女性の子宮に例えてみる。初潮前の子宮が「無」、初潮後に生理が始まり妊娠可能な子宮が「空」、妊娠した子宮が「有」となる。

「無」は生命を絶対に宿すことのできない子宮のことである。「空」は生命を宿す働きを有しているが未だ妊娠していない子宮、陰陽が交流する空間である。男女という陰陽が交流して初めて妊娠が可能となり、生命が誕生する。「有」とは、当然、妊娠した子宮である。

形而上も、形而下もすべては、自分を守り、伴侶を求め子孫を残し、家族を守り、さらには部族、国家を守るため、神に祈り、生きる――この心、魂を伝えるものである。

《「天の岩戸」に隠れたアマテラスとは?》

光の届かない暗闇の中のアマテラスは、どこまでもそこに留まる存在である。物理学の慣性の法則で説明するならば、止まっている物体はそのまま止まり続ける。つまり、外部から力が加わらなければ、アマテラスは永遠にその場から動かない。アマテラスを閉じ込めている「天の岩戸」は、天下無双の力自慢の「タヂカラヲ」の怪力をもってしてもビクともしないとんでもない代物である。そこで登場してくるのが、アメノウズメである。

《「天の岩戸開き」の立役者　アメノウズメとは?》

アメノウズメについて古事記には、「槽《うけ》伏《ふ》せて踏み轟《とどろ》こし、神懸《かむ》かりして胸乳をかきいで裳緒《もひも》を陰《ほと》(=女陰)に押し垂れき」と記されている。

桶を逆さにして、アメノウズメはその上に乗り、神憑《がか》って大声を出しながら乳房や陰部をさらけ出して狂ったように踊った。その様を見て、多くの神々が大声ではやし立てた。アメノウズメの誘い水が功を奏し、タヂカラヲが天の岩戸をその怪力で開くことができた。かくして、「天の岩戸」は開き、暗闇の世界に光が差し込み、世の中は歓びと幸せに満ち溢れた。

しかし、メデタシ！　メデタシ！　とはならなかった。「天の岩戸」が開くと、世の中に邪気が一気に充満してきた。それは、「天の岩戸」の内部に長きにわたって邪気が滞留していたからである。「天の岩戸」が開かれると、まず最初に溜まっていた邪気が放出される。光が差し込んでくるのは、その後である。

《玄牝治療》

なぜ、アメノウズメは陰部までをもさらけ出す必要があったのか？　ここに、アマテラスが「天の岩戸」を開いた隠された大事な秘密があるのでは？　このように考えて誕生したのが身体の天の岩戸を開く「玄牝治療」である。古く中国の老子道教の中に「谷神《こくしん》は死せず。是を玄牝と謂う。玄牝の門、是を天地の根《こん》と謂う。綿々として存するが如く、之を用うれば勤せず」と記されている。

「玄牝」は「げんひん」とか「げんびん」、また「げんぴん」と読む人もいる。「牝」は、当然、メスという意味。性的な色合いがあることが分かる。「玄」は、北とか水、黒、暗い、根幹とか潜在、深い穴の中などの意味がある。

つまり、「玄牝」とは女性の究極の姿であり、女性が極まった最高な状態であり、すべての生命の発する根幹である。身近な分かりやすい例えをするならば、出産直後の母親そのものを言い表した言葉でもある。女性の一生で最高に心身が解放され、身体能力が高まった瞬間であり、歓喜でもある。

出産直後の母親の表情は、ケモノそのものであり、また菩薩でもある。ケモノと菩薩が同居しているそんな表情の中から、崇高さや高貴さ、神聖さが醸し出されている。漂っている。

百聞は一見にしかず。興味のある方は、自然分娩で高名な産婦人科医の故吉村正先生の写真集『幸せな、お産』（現代書館）を！　この写真集を観ると、「男女同権」というイデオロギーがいかに浅薄で、陳腐であるかを実感できる。女性にとっての幸せが何かが分かる。女性の偉大さに気づく。

「玄牝治療」は、体内毒素の排泄に特化した治療法である。何十年という長きにわたって体内の奥底にこびり付いた毒素、通常では決して排泄されない体内毒素を、大便、尿、汗、帯下《たいげ》などによって大量に体外へ排泄する。特に、女性の膣から排泄させる女性に特化した女性のための起死回生の最後の妙法とも言える。外生殖器と会陰部周辺のツボを使うのはそのためである。そして、体内の奥底に長年にわたってこびり付いた毒素が排出された後に、五臓六腑へ気血が巡り、身体が光り輝いてくる。

数霊理論で説明すると、身体の内部にこびり付いている毒素は、⑤となる。⑤はいつまでもそこに留まり、自らは決して動かない。この⑤を動かすには、⑤を⑥に変換する必要がある。「玄牝治療」では、⑤を⑥に変換するために、いまだ臍《へそ》の緒《お》がドクンドクンと脈打っている出産直後の母親の心音を使う。⑤を⑥へ変換することが、「天の岩戸開き」の要諦である。「天の岩戸」という壁（⑧）は、⑥と③で開く。ちなみに、アメノウズメは③、タヂカラヲは⑥である。

しかし「玄牝治療」によって、「天の岩戸開き」は「アメノウズメ」と「タジカラヲ」だけでは不十分であることが明らかになった。時間が隠されていた。「顕」と「幽」が繋がる時間でないと、「天の岩戸」は開かない。

神一厘の仕組み

一厘とは、野球の打撃成績を表す数字にも使われている。野球の打撃成績で3割3分3

厘など。単位で1000分の1、ものすごく小さな数である。また、「九分九厘間違いない」というような言い方をする。九分九厘は「ほとんどすべて」ということで、すべてから見れば一厘とはほとんど不可能を意味する。

つまり、神一厘の仕組みとは、絶対に不可能を可能にする仕組みである。

『霊界物語』の中に「一輪の秘密」と「一輪の仕組」と書かれた章がある。また『大本神諭』には、「神の申した事は、一分一厘違はんぞよ」や、「九分九厘まで知らしてあるが、モウ一厘の肝心の事は、判りて居らんぞよ」などのように、「一厘」という文字が使われている。

出口王仁三郎の弟子だった岡本天明が、国之常立神から受けた「日月神示」という啓示を書き残している。その中で、世界的に戦争や災い、疫病が流行り、世界が二度滅びてから理想世界がくると述べている。以下に、日月神示に書かれている「神一厘の仕組み」を抜粋する。

「悪の神も元の神の仕組みを九分九厘までは知っていて天地ひっくり返る大戦となるのぞ、残る一厘は誰も知らぬ所に仕かけてあるが、この仕組みは心で取りてくれよ」

「一厘の仕組みとは〇に神の国の・を入れることぞ、よく心にたたんでおいてくれよ」

「九分九厘と一厘とで物事成就するのだぞよ」
「あまり延ばしては丸潰れに、悪の罠に落ちるから、艮《とどめ》の一厘の蓋開けるから、目開けておれん事になるぞ、早く知らせる人民には知らせてやれよ、先づ七人に知らせよと申してあろがな、仕組み途中でグレンと変り、カラリと変る仕組みしてあるのじゃ、そこに一厘の仕組み、火水の仕組み、富士と鳴門の仕組みを結構々々大切致してあるのじゃ、仕組み変り変りて人民には分からんなり」
「残る一厘は悪の中に隠してあるぞ」
「隠してある一厘の仕組み、九十の経綸が成就した暁には何も彼も分かる」
「これほどマコト申しても、残る一厘はいよいよのギリギリでないと申さんから疑うのも無理ないなれど見て御座れよ、神の仕組み見事成就致す、一厘のことは知らされんぞと申してあろう、申すと仕組み成就せんなり、知らせないので改心遅れるなり、心の心で取りて下されよ」
「九分九厘まで進まねば後の一厘は分からん、今が九分九厘であるぞ」
「天の世界も潰してはならん、地の世界も潰すわけには参らんが地上の事は潰さねば建て直し難しいなれど見て御座れよ、一厘の火水でデングリ返して見事なことをお目にかけるぞ」

「二二ふじと申すのは天照大神殿の十種の神宝に・を入れることであるぞ、これが一厘の仕組み、二二となるであろう、これが富士の仕組み、七から八から鳴り鳴りて十となる仕組み、なりなりあまるナルトの仕組み、富士不二と鳴門ナルト・成答の仕組みいよいよぞ、これが分かったならば、どんな人民も腰をぬかすぞ」

私事で恐縮だが、40年の歳月をかけて世界に先駆けて量子医療を誕生させた。それは、針の小さな穴に糸を通すような困難な作業の連続であった。医師会にも入会をしていない在野の一開業医に過ぎない私に、なぜこのような大それた偉業が可能となったのか？　それは、野口整体創始者・野口晴哉《はるちか》氏の書に出会い、沖縄の地で上原真幸《しんこう》先生という偉大な師に数霊理論を学んだことに尽きる。

この学びで分かったこと、それは大いなるものと繋がることが一厘の仕組みの絶対条件である。0・1%で99・9%をひっくり返すことは個単独の力では絶対に不可能である。もう一つ強いて挙げるとするならば、ありきたりの言葉ではあるが諦めないこと。たとえ絶望の淵に立たされようが、人に裏切られようが、経済的に窮地に立たされようが、絶対にできると信じることである。

この40年間を振り返って思うに、未熟ながらも30歳のときに東京の府中で「天然医学」

を設立したときに何かと繋がったに違いない。私にはそう思われてならない。それ故、阿蘇の山中で10日間の断食した後の復食途中に霊夢らしきものをみたのだろう。「天然医学」設立の数ヶ月前のことである。

夢の中で眠っている私は非常に強い力で揺り起こされた。この力はとてもリアルで、今でもその感触は鮮明に覚えている。外が余りに騒がしいので、窓を開けた。空一面を巨大なＵＦＯの大編隊が埋め尽くしており、多くの人々がＵＦＯの中へと吸い上げられていた。夢の中の私は思わず叫んだ。

「人類の大移動だ！」

大いなるものと繋がるとは？　具体的には？　それは、私たち日本人の体内に眠っている日本民族のＤＮＡのスイッチをＯＮにすることである。日本文化の復興と言っても差支えないであろう。

第四章

霊魂　先天の本　後天の本

後天の本　脾

私たちは食べなければ生きていけない。呼吸しなくては生きていけない。この食べた栄養素と呼吸によって体内へ取り込まれた酸素の行き着く先、それがミトコンドリアである。そして、ミトコンドリアの働きによってATPというエネルギーがつくられる。このATPというエネルギーを消費することによって生命活動は営まれている。

私たちの体内には、大きく分けて2種類のエネルギー生産経路がある。酸素を使わない経路（解糖系）と、酸素を使う経路（クエン酸回路・電子伝達系）だ。両者の大きな違いはそのエネルギー生産効率にある。酸素を使う経路のほうが、同じ量の栄養源から15倍以上効率よくエネルギーを生み出すことができる。

ミトコンドリアでは、酸素を消費して糖や脂肪からATPを作る反応がおこなわれる。その反応経路の第一段階はTCA回路（クエン酸回路）である。糖や脂肪が分解されて、これが一回りするときに二酸化炭素と水素が生じる。

次の最終ステップが電気エネルギーから化学エネルギーへの変換システムである。ここ

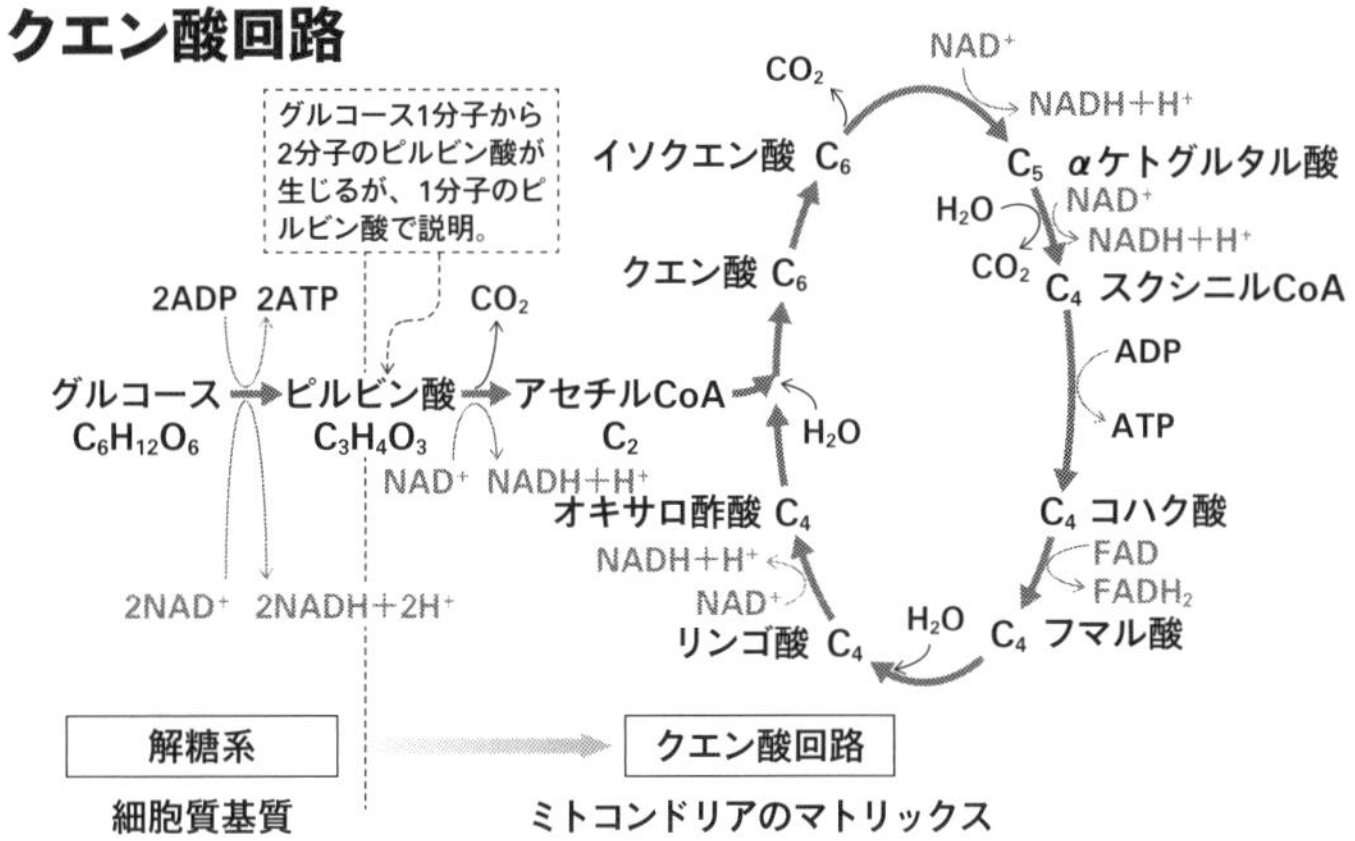
クエン酸回路
グルコース1分子から2分子のピルビン酸が生じるが、1分子のピルビン酸で説明。
2ADP 2ATP
CO2
グルコース $C_6H_{12}O_6$
ピルビン酸 $C_3H_4O_3$
アセチルCoA C_2
NAD+ NADH+H+
2NAD+ 2NADH+2H+
クエン酸 C6
イソクエン酸 C6
CO2
NAD+
NADH+H+
C5 αケトグルタル酸
H2O
NAD+
NADH+H+
CO2
C4 スクシニルCoA
ADP
ATP
C4 コハク酸
FAD
FADH2
C4 フマル酸
H2O
リンゴ酸 C4
NAD+
NADH+H+
オキサロ酢酸 C4
H2O
解糖系
細胞質基質
クエン酸回路
ミトコンドリアのマトリックス

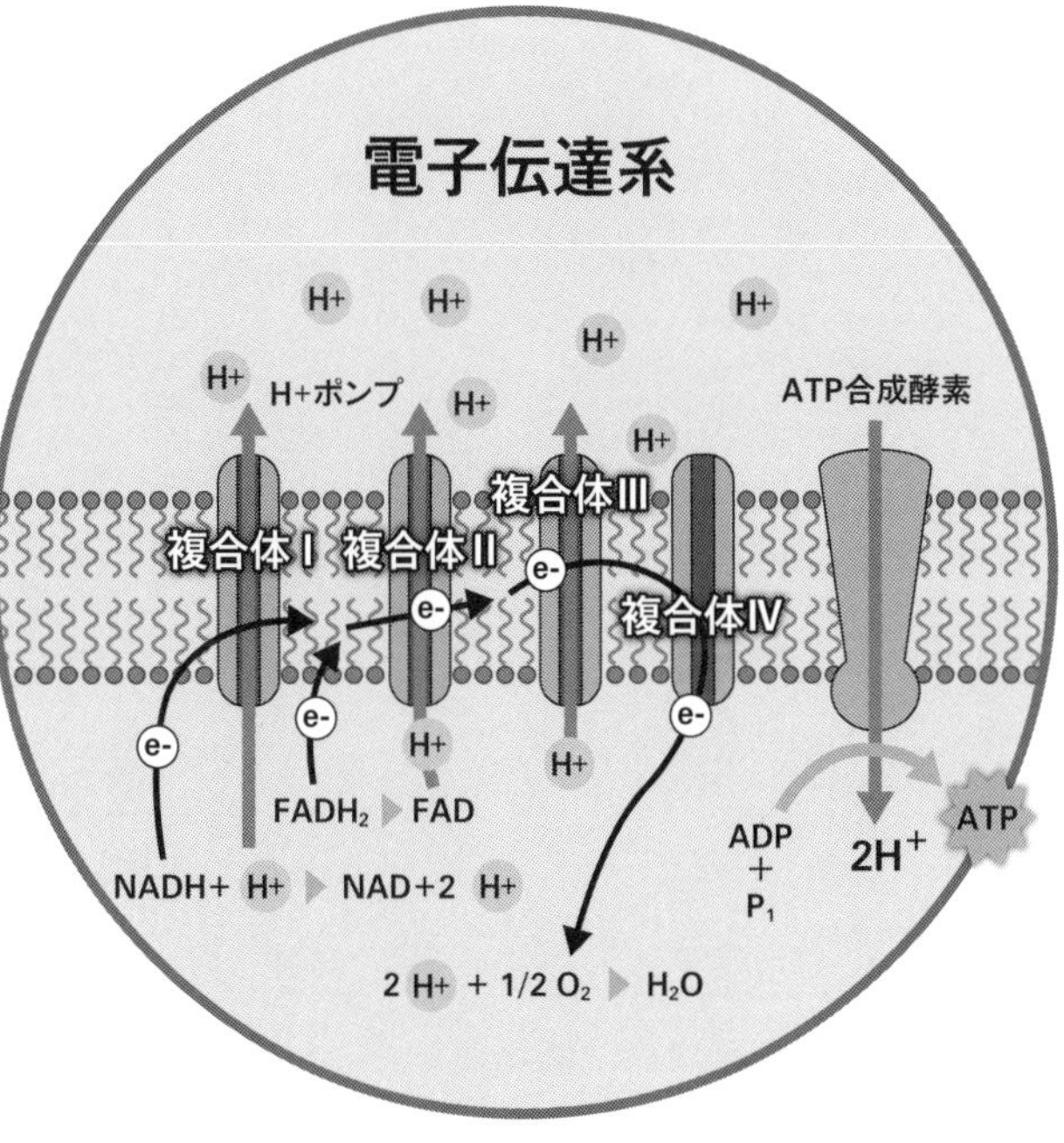
電子伝達系
H+ポンプ
ATP合成酵素
複合体I
複合体II
複合体III
複合体IV
e-
FADH2 ▶ FAD
NADH+ H+ ▶ NAD+2 H+
2 H+ + 1/2 O2 ▶ H2O
ADP + P1
2H+
ATP

でようやく酸素が登場し、大量のＡＴＰが合成される。電子伝達系あるいは呼吸鎖と呼ばれる反応である。

口から摂取した食べ物から、体内の消化器によって糖・脂肪がつくられる。

↓

糖・脂肪からミトコンドリア内で水素がつくられる。

↓

水素は電子伝達系に渡されてＡＴＰが合成される。

つまり、食べるという行為は水素をつくることに他ならない。私たちは水素エンジンで生きていると言っても決して過言ではない。また周知のように、太陽も水素の核融合反応により発熱・発光している。水素は、私たちの生命活動にとってとても大事なキーワードになっている。具体的な治療はここでは省略するが、筆者は太陽光・水素・常温核融合を組み合わせた治療で素晴らしい治療効果をあげている。

かつて獲得形質の遺伝の可能性を考えた19世紀の著名な博物学者ラマルク（１７４４年－１８２９年）の説は、これまでは完膚《かんぷ》なきまでに否定されていた。獲得形質は遺伝しない、というのが生物学のセオリーだった。しかし最近になって、このセオリーを覆すような動物実験が相次いでいる。そして、「DNA配列の変化によらずに、遺伝子発現を活性化させたり不活性化させたりする仕組み」というエピジェネティクスという新しい考え方が誕生した。

セントラルドグマ＝「DNA→mRNA→タンパク質→形質発現」では、遺伝形質の発現はDNA配列に規定されることになるが、現実の生命現象はそうではなく、DNA配列によらない発現の変異、発現の制御機構が明らかになっている。ライフスタイル、食生活、社会的変化、環境汚染、また心理的な変化によっても、エピゲノムが変化する。私たちを形づくる遺伝子の分子構造は、どうやら思っていたよりも環境に強く影響を受けている。

氏《うじ》より育ちは本当のことだったのだ。氏を先天の気とすれば、育ちは後天の気となることは言うまでもない。

脾臓は、9数理盤では中央に位置し、5数で表示される。5数は中心に定まって動かない。物理学的に言うと、

	9	
3	5	7
	1	

9数理盤

力が加わらない限り物体がその運動状態を持続する性質をもつという慣性の法則で説明される。

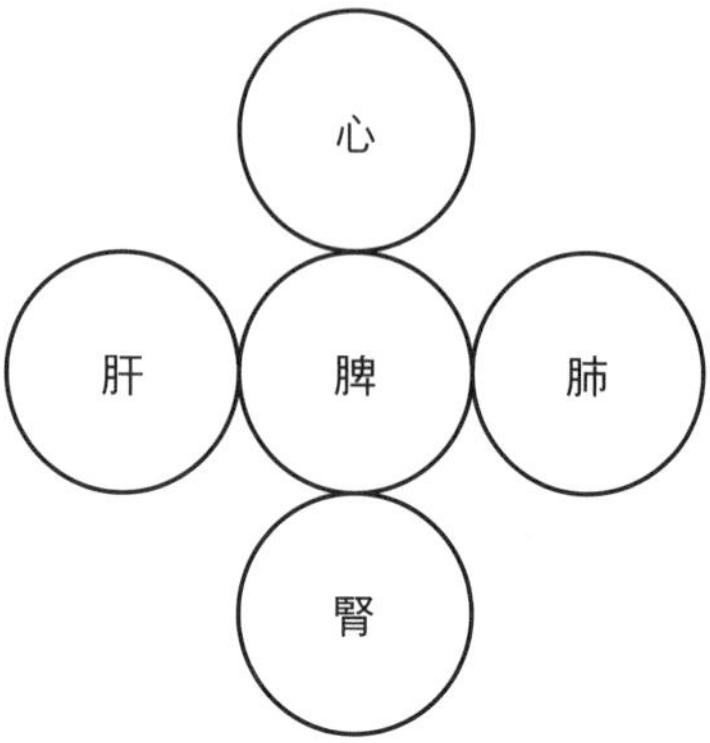

9数理盤に対応する臓器

脾臓は不動であるが故に関わるものを統合する。血管内に血液が留まろうとするのもそのためである。この機能が失調すると、女性の不正出血や鼻血、血便、吐血などの各種出血性病変が生じる。脾臓に赤血球や血小板などが大量に蓄えられるのもまた脾臓のもつ「血を統《す》べる」働きによるものである。

赤血球は一瞬たりとも休むことなく寸暇を惜しんで全身に酸素を運ぶ。傷つき、疲れ果てた赤血球が唯一安らげる場所、それが脾臓である。脾臓でその動きを停止することによって、赤血球の傷んだ膜は自動的に修復され、活性化される。活性化できないものは脾臓で破壊され、処分される。

脾臓は知恵の臓器でもある。特に、脊椎動物が海中から陸へ上がった際の重力対応の記憶の貯蔵庫である。およそ5億年の脊椎動物の進化史において、上陸劇は空前の大変革をもたらした。否、大変革を成し遂げないと上陸は不可能だったのである。

当初、肺呼吸ができずに水際で余りの苦しさにのたうちまわった。耐え切れずに再び海へと舞い戻ったのが今の私たちが口にしている硬骨魚類である。魚に浮き袋があるのはそのためである。この脊椎動物上陸劇の重力対応の記憶をもっているのが脾臓である。脾臓を土の臓器とする所以である。ちなみに、腎臓は水の臓器である。

脾臓は賢者であり、詩人であり、永遠の彼方より舞い降りてくる閃きの受け皿である。脾臓を摘出しても人は生きていけるからといって、軽視されるべきものでは決してない。それは、人は知恵がなくても生きていけると言うのと同じことだ。

体内の賢者である脾臓は、体内に異常が生じると陰日向となって匠の技で慌てふためくことなく、もの静かに微調整する。決して表にしゃしゃり出ることはない。あくまでも縁の下の力持ちである。

先天の本　腎

私たちは母親のお腹からオギャーと産まれて来たわけであるが、実は母親のお腹の中にいる時に、既に体質のほとんどは決まっている。体質の多くは腎臓が請け負っているので、東洋医学では、腎臓を「先天の本」といい、極めて重要視している。

野口整体では、7代先のことを考えろと教えている。今の私たちの心身の使い方や生活の在り方は7代先の子孫にも影響するということである。逆に言えば、今の私たちの腎臓は7代前のご先祖の影響を受けているということになる。一夕一朝の努力や生活の質の改善などでは腎臓や体質を強くすることはできないということだ。

近年、現代医学領域においても生まれる以前の胎児期の問題が大きな話題になってきている。英国のサウサンプトン大学医学部のデビッド・バーカー教授は「成人病胎児期発症説」を提唱している。

出生体重の明らかな英国の地域住民を対象に、46〜54歳時の成人病の発症状況を調べた結果、出生体重が少ないほどその発症リスクが高い。具体的には、出生時の体重が2・5キログラム以下であった人は、3・4キログラム以上であった人たちに比べて、50歳時でのメタボリックシンドロームの発症率は実に13・5倍であったという事実を明らかにした。

我が国では、筑波大学大学院教授・宗像恒次らがSAT療法を提唱している。胎生期の記憶を重視し、まずこの時期の記憶イメージを癒す。特に妊娠12〜22週の期間は「感受性期」と呼ばれ、胎児の脳を形成する非常に重要な時期であることが分かってきている。

この時期に母親が大きな不安にかられていると、胎児の情緒に問題を残すことがある。例えばこの時期に夫の支えが得られなかったとか、仕事上の悩みを抱えていたとか、精神的に不安定だった高不安妊婦から生まれた子供を8、9歳まで追跡調査してみると、情緒不安定、心身症、多動症などの問題が多く見られることが分かってきている。

現代医学においても、病気の原因は既に生まれる以前の胎児期に芽生えていることが判明している。基本的には、生まれてからでは遅い。生まれる以前にこそ、病気の原因の多くはある。

野口整体では、「親からもらった体を10とすると、良いところは3で悪いところが7。しかもこの7はどうやっても絶対に治らない。3の良いところを磨いていくうち、7の悪い影がスーっと消える」実に、意味深長な野口晴哉の言葉である。いずれにせよ、今を生きる私たちは過去を背負っている。背負ったマイナス面を嘆き、否定するより、今を生き切ることだ。良いところを磨いた人が最後は光り輝く。

生まれた後の人間の成長ということを見ていくと、4～12歳くらいの間で、腎臓や消化器、呼吸器などが、爆発的に育っていくような時期の偏りがあることが分かる。

例えば、3歳までに消化器が育ち、3歳から5歳まで大脳が発達、5～8歳で呼吸器が育ち、8歳から腎臓が育つ。そして、それらが充分に発達を遂げた後で、最後に生殖器が発達する。最初に、消化器が発達するのは、飲食物を消化吸収して生きるための栄養・エネルギーを生産するためである。

意外なのは、呼吸器の成長が遅いことである。その理由は、呼吸器の発達には腰の強さが要求されるからである。それほどに、呼吸器と腎臓には密接な関係がある。このことは、治療家なら誰でも実感があるであろう。そして、子供の腰が十分に強くなるとともに腎臓が発達する。

西洋医学と東洋医学の腎臓の捉え方の違い

鍼灸、東洋医学や中医学などの考えの中で、西洋医学と比較してどうしても避けては通れない壁が「臓器の働き」の違いである。特に、腎臓は著しく異なる。西洋医学の腎臓機能については簡単に述べるに留める。詳細は専門書に譲る。

◇西洋医学が捉えた「腎臓」の働き

1．体内の老廃物を外に出す

腎臓は血液をフィルターのようなもので濾過し体内に溜まった老廃物や不必要な塩分を液体、いわゆる尿として体外に排出する。さらに、体内に必要なものはもう一度吸収して、再度体の中に留まらせるという働きもある。

2. 血圧の調整をする
腎臓は体内の塩分と水分のバランスを調整し、血圧を一定に保つ。
3. 血液を生成する指示役
赤血球は骨髄の中の骨芽細胞が腎臓から出るホルモンの刺激により生成される。腎臓の働きが悪くなると、このホルモンが出なくなり、貧血になる。
4. 体内の体液量を調節
腎臓は体内に存在する液体の量、すなわち体液量やイオンバランスを調節する。さらに人間に必要なミネラルを取り込む機能も持っている。
5. 頑丈な骨を作る
骨の発育に腎臓は大きく関わっている。骨に重要なカルシウムを体内に吸収するのに必要であるビタミンDを作る。腎臓の機能が低下すると骨が弱り、骨粗鬆症や骨折の原因となる。

◇東洋医学的な「腎」の働き
1. 「腎」は精を蔵し、生命力の根源である元気をもたらす
精とは、人体の成長・発育・生殖などの生命活動に必要とされるエネルギーの基礎物質。

そして、東洋医学では、両親から受け継いだ先天の精を「腎」に内蔵していると考える。精は大きく分けると2種類あり、親、父母から受け継いだ遺伝的な精を「先天の精」と呼び、飲食物を中心に補充される精を「後天の精」と呼ぶ。「腎」は「先天の精」を内蔵しており、「後天の精」によりエネルギーを補充されている。

先天の精が変化したものを「原気」と言う。この原気は、生命活動（食欲・性欲・生きようとする力）の原動力となる。原気は、臍下丹田（下腹部）に集まり、全身を巡る。原気がある人は、下腹部に力があり内臓の働きが良く、活動的、病気にかかりにくい。逆に、原気のない人は、下腹部に力がなく、内臓の働きも悪くなり、疲れやすく、病気になりやすい。

腎精は、髄を生み骨や脳の元になる。そのため、「腎」が弱り腎精が不足すると、骨が弱くなる（骨粗鬆症）・腰が曲がる・歯が抜けるなどの症状が現れてくる。

脳は髄海《ずいかい》と呼ばれ、腎精から化生された髄によって絶えず滋養されている。髄が脳を十分に滋養することにより、精神活動は安定し、よく見え、よく聞こえ、身体も壮健となる。腎精が不足し、髄を十分に化生することができず、髄海を養うことができなくなると、精神活動に影響を及ぼし、健忘・情志の失調・意識障害などが起こる。

2. 津液を主《つかさど》り、全身の水分代謝を調節する津液とは簡単に言うと体液、すなわち体の中に存在する水分であるが、不要となった水分や過剰な水分を「腎」で集めて処理、排泄する。これは西洋医学的な腎臓の働きと酷似している。

3．骨を主《つかさど》り、その状態は髪に反映する

「腎」が骨をコントロールし、骨に栄養を与えているというのも西洋医学的な腎臓の考えと同様である。「腎」が正常であれば骨も歯も丈夫になり、また髪も黒々としてよく伸びる。しかし、「腎」のエネルギー不足になると発育が遅れたり、歯に異常をきたしたり、白髪、脱毛などが見られる。

4．耳と二陰に開竅《かいきょう》する

「腎」は耳と密接な関係にある。老化などで腎のエネルギーが不足すると難聴、耳鳴りが起こるのはそのためである。

また、「腎」は水分を調整するという働きがあるので、大小便となって体外に排出される。二陰とは小便と大便の2つのことを指す。

5．「腎」の液は唾である

唾液の質と量は口腔内環境に大きな影響を与える。歯周病や歯の健康にも多大な影響を及ぼす。昔の人は、「ハメマラ」と言って、老化はまず歯から始まる（歯→目→マラの順）。

この歯に多大な影響を及ぼすのが唾液である。そして、唾液を調節しているのが、「腎」である。

6.「腎」は納気を主る

大気から気（清気）を吸い込むのは「肺」、そしてその清気を体内に取り込むのは「腎」の働きである。これを納気と言う。つまり、「肺」と「腎」は密接に関わり合っているということだ。この両者の密接な関係は、臨床の場ではよく体験する。

例えば、なかなか治らない呼吸器疾患は、最終的には腎臓の調整が必要となる。腎臓の調整がうまくできると、呼吸器の症状は即座に改善する。

「腎」は、深い呼吸と関係がある。呼吸は、「肺」だけで行われているのではなく、深い呼吸には「腎」が関与している。これもまた、「腎」のもつ納気の働きの一つである。深呼吸をしても、深く吸えないのは、この納気作用が低下していることによる。

「腎」のもつ納気作用は、しまい込む働き（封蔵）でもある。何をしまい込むのかというと、精・尿・大便・経血・胎児など。この力が弱まると、早漏や遺精《いせい》、尿失禁、大便失禁、不正出血、早産、流産などが起こる。

7.恐れの感情、志

「腎」は臓器としての働きだけではなく、私たちの感情や心理面にも大きな影響を与えている。「腎」の働きが弱ってくると、不安感が強くなり、常にオドオドし、何かに怯える。

また「腎」は、やり抜く心『志』と関係がある。だから、細かい作業でもやり抜く力がある人は、「腎」がしっかりしている。逆に、飽きっぽくて集中力がない人は、「腎」が弱っている。

心音セラピーで判明した先天の気、後天の気

私が独自に開発した心音セラピーによって、「寝返り」と「つかまり立ち」について実に意外なことが判明した。

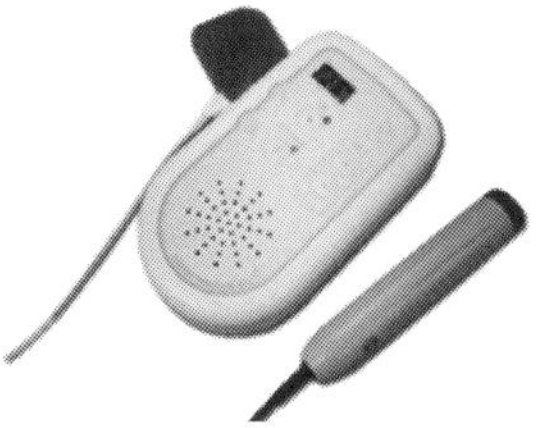
心音装置　mama heartone 932

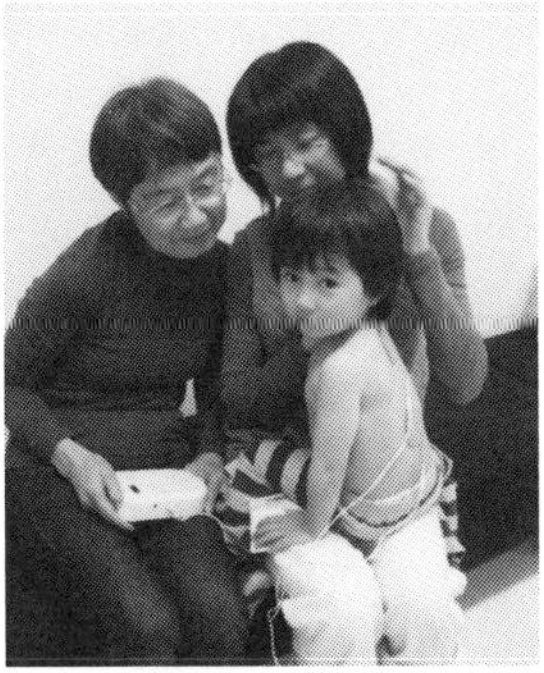
心音治療の風景

◇寝返り　先天の気と後天の気の逆転

生後5ヶ月前後になると、子供は寝返りをうつようになる。それまでは仰向けにされたら亀のようにただ手足をバタバタさ

せるだけだったのが、クルリと体を反転させることができるようになる。
寝返りをうつとは現象的には身体の裏表の逆転であるが、それはまた陰陽の気の逆転でもある。しかし、これだけではなかったのだ。妊娠中の母親の心音を使った心音セラピーで実に意外なことが判明した。そのキッカケになった一症例を以下に述べる。

生まれてからずっと妊娠中の心音を使った心音セラピーでスクスク育っていた子供が、寝返りをうつ頃（生後5ヶ月過ぎ）から心音セラピーをおこなった直後に急にグズるようになった。母親にベッタリとくっついて離れない。お風呂などで母親が離れると、「ママー」と大泣きをする。夜寝るときも母親の腕枕で寝たがる。特に、夜になると心理面が不安定になった。

余りに頻繁に続くので妊娠中の心音を止めて、目の前の母親の心音で心音セラピーをおこなってみた。その結果、お風呂などで母親が離れても泣かなくなり、夜も腕枕なしでも問題なく寝てくれるようになった。

生まれてから寝返りをうつまでは妊娠中の心音で何ら問題なかったのが、寝返りをうてるようになってくると、なぜ急にグズり、心理面が不安定になったのか？
寝返りとは、先天の気と後天の気の逆転である。

寝返り前の子供は先天の気（胎内の気）が優位であるが、後天の気が次第に強くなり先天の気より後天の気が優位になって初めて寝返りをうてるようになる。寝返りをうつまでは未だ胎内にいるような状態なので、寝返りをうつまでは赤ちゃんと呼ぶのが相応しい。

◇つかまり立ち

生後10ヶ月前後になると子供はつかまり立ちを始める。つかまり立ちとは、重力に抗うことに他ならない。子供は生まれてから四つん這いまでは重力の支配下に置かれているが、この重力に抗って立ち上がろうとする行為はそれまでにないまったく新しい力の芽生えによる。子供にとってはまさに驚天動地の体内革命であり、処女歩行獲得の最後の難関中の難関である。子供の体内革命の主戦場はいったいどこなのであろうか？　重力に抗う力の源泉は脳なのか？

「腎臓は髄を生じ、脳を充たす」と東洋医学では説かれている。腎臓の働きが強化されることによって脳が発達してくるのでは？

そこで、つかまり立ちを始めた生後10ヶ月の女児に、妊娠5ヶ月の母親の心音を使って心音セラピーをおこなった。腎臓は妊娠3ヶ月頃から機能し始め、妊娠5ヶ月頃に完成する。腎臓の機能を強化するためには、腎臓の機能が完成する妊娠5ヶ月頃の心音が効果的である、と考えたからである。

結果は、素晴らしいの一言に尽きた。女児は一変した。一皮剝けたみたいに肌はツルツル、穏やかな表情になり、一回り大きくなったような感じさえした。母親によく聞いてみると、心音治療した後に大量の汗をかいた。普段は汗をかいても布団が濡れるほどのことはなかったが、その日は布団がビチョビチョに濡れるほどたくさんの汗をかいた。翌日には、大量の便が出た。その余りにも劇的な変化に、夫や祖母もビックリしていたとのことである。

子供の脳の発達の引き金を引くのは、腎臓であることが心音セラピーによって判明した。脳は髄海と呼ばれ、腎精から化生された髄によって絶えず滋養されているという東洋医学の「腎」の捉え方は強《あなが》ち間違ってはいない。否、正しいと思う。

オランダ飢饉出生コーホート研究

第二次世界大戦の終結を目前にした数ヶ月の間に、オランダで悲惨な出来事が起きた。ドイツ軍による破壊工作によってオランダに運び込まれる食料が封鎖された。不幸なことに、その年の冬、オランダは記録的な寒さに見舞われ、運河は凍りつき、船による食料輸送も途絶えた。おまけにドイツ軍によって堤防が破壊されオランダ西部の農地の大半は水浸しとなり、食料不足はさらに深刻化した。

1944年11月末までは、アムステルダムを含むオランダ西部の主要都市では、住民の大半の摂取カロリーが、一日1000キロカロリーにまで落ち込んだ。活動的な女性が消費する2300キロカロリー、同じく男性の2900キロカロリーには遠く及ばない数値である。翌年の2月末、オランダ西部の一部の地域では、その値は580キロカロリーにまで低下した。主にパンとジャガイモと角砂糖―食料不足はそれほど深刻であった。

後年、母親の胎内にいた胎児への深刻な影響が判明した。「オランダ飢饉出生コーホート研究」（コーホートとは、共通する因子を持ち、観察対象とする集団のこと）は、栄養不足に関する大規模な研究の草分けとなり、追跡調査は今も続いている。これまでに判明した事実は以下の通りである。

■飢饉の間に生まれた子供は、飢饉以前に生まれた子供に比べて、かなり体重が少ない。出生体重の少なさと新生児の病弱さに強い関連があることが明らかになった。

■胎児期の4ヶ月から誕生までの間に飢饉を経験した人は、肥満になる割合が著しく高く、胎内で飢饉を経験しなかった人の、およそ2倍にもなることが分かった。

■母親の胎内でオランダ飢饉を体験した人は、統合失調症にかかるリスクが著しく高い。また、うつ病のような情緒障害も増加する。男性には、反社会人格障害の増加が認められた。

■対象を女性に限定しその出生時の体重を調べた結果、胎児期の7ヶ月以降に飢饉を経験した人は、異常に小さく生まれていることが確認された。しかし、その一方で、胎児期の最初の3ヶ月までに飢饉を体験した人は、標準より大きく生まれたことが分かった。胎児期初期の食料不足のストレスを補おうとする反応が、胎内で起きたのであろうと推測された。

■50歳を過ぎると性別に関係なく、胎内で飢饉を体験した人は、飢饉を体験していない人より肥満になりやすかった。また、高血圧や心臓疾患、II型糖尿病になっている人も多かった。ただし、どんな影響が出るかは、飢饉を体験した時期に大きく左右された。例えば、心臓疾患と肥満は、胎児期初期の3ヶ月間の飢饉体験に関連していた。またその期間に飢饉を体験した女性は、乳がんになりやすかった。4ヶ月から6ヶ月までに体験した人は、肺と腎臓に多くの問題を抱えていた。耐糖能異常は、誕生前の3ヶ月間に飢饉を体験した人々において最も顕著であった（『エピジェネティクス　操られる遺伝子』リチャード・C・フランシス（ダイヤモンド社）より抜粋）。

オランダ飢饉出生コーホート研究によって、胎内環境が私たちの健康に長期的に影響することを裏付ける、極めて説得力のある証拠がいくつも示されている。例えば、胎児期初期の3ヶ月間と心臓疾患、胎児期4ヶ月から6ヶ月までと腎臓疾患、誕生前の3ヶ月間と耐糖能異常など。

心音セラピーによる胎生期治療の可能性

子育ての急所は妊娠中の胎児期にある。出産してから子育てが始まるのではなく、妊娠中に既に子育ての準備は始まっている。だから、妊娠中の母親の心音を録音しておくと、産後の子育てがたいへん楽になる。母親は、子育ての重圧から大きく解放され、子供はグズッたり、夜泣きすることなく、スクスクと元気に育つ。

これらの理由から、妊娠中の母親の心音を録音して登録する「心音バンク」を設立した。お母さんを選んで生まれてくる我が子へ贈るお母さんからの至宝の贈り物、それが「心音バンク」である。

《心音バンクの症例》

（ケース１）

低出生体重（２１８０グラム）の男児。出生１ヶ月後の血液検査の17ＯＨＰが高値（13・１ng／mℓ）のため先天性副腎過形成症の疑いがあると診断される。検査の約２週後より、心音バンクに登録しておいた妊娠５ヶ月の母親の心音を使った心音セラピーを開始する。

心音セラピーを開始して１ヶ月後、17α－ＯＨＰは０・６ng／mℓに減少、生後５ヶ月には６５８０グラムとほぼ平均体重に近づく。母親によると、平均体重で生まれた３歳年上の長男よりも子育てはたいへん楽で、楽しくできたとのこと。

（ケース２）

出産直後から、妊娠９ヶ月の母親の心音を使って心音セラピーを行う。病気しても、熱が出てもすぐに治る。優しくて、半端ない記憶力と体力をもつ。今現在、２歳。

発熱で病院に行ったときの父親から聞いた男児のエピソードを紹介する。

診察室のイスに座って口を大きく開けられたとき、最初は泣いたが２回目からは泣かなくなる。開いた口を閉じると、笑顔で大きな声で「ありがとうございました」と目の前の医師に頭を下げてお礼を言う。

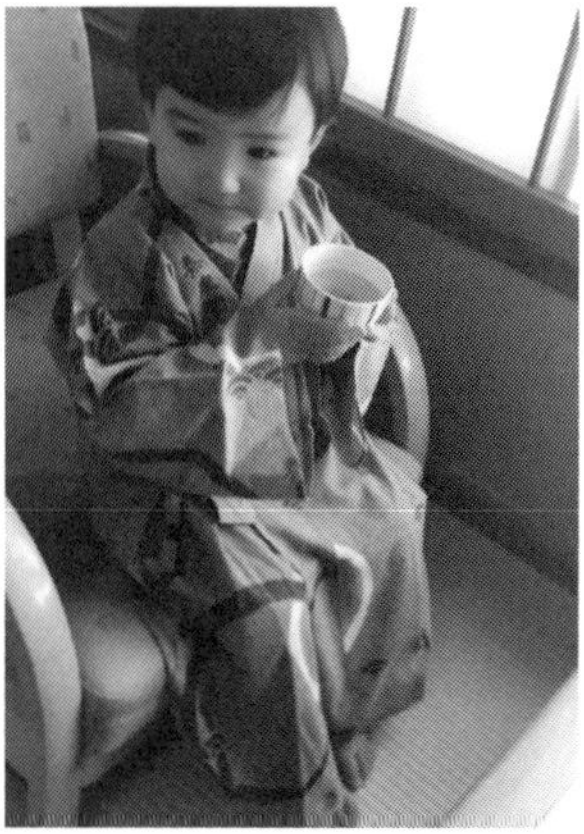

（ケース3）
出産直後から妊娠9ヶ月の母親の心音を使って心音セラピーを行う。今現在、4歳。
「心音バンクっ子」特有の普通の子よりも一回り大きい。そして、優しい、よく気が付き、下の妹の面倒をよくみる。3歳になった頃から英会話教室に通う。（自分から英会話を習いたいと母親に直訴する）
4歳になった頃に、デパートで母親とはぐれる。通常の子ならば泣きじゃくるところだが、心音バンクっ子は一味違う！
泣くこともなく、元気に大声で叫んだ。
"Mom! Where are you?"

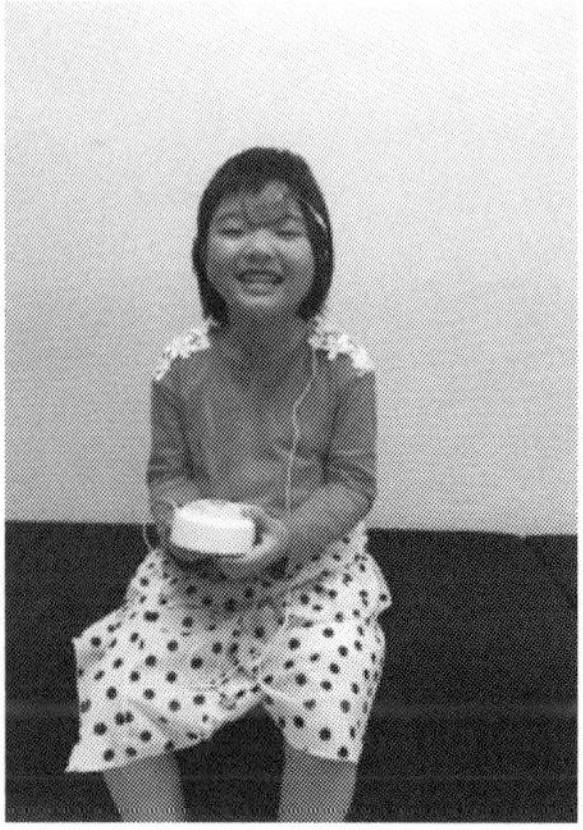

母親の心音には、我が子を癒す不思議な力がある。心音セラピーによって、このことはもう既に実証されている。母親の心音によって母子の絆が強くなり、子供の育つ力が育ち、子供は元気にすくすくと育つ。夜泣きがなくなり、元気な我が子の笑顔を見るにつけ、母親は子育ての楽しさを実感する。楽しく、楽に子育てができるので、母親たちは皆一様に言う。

「子育てがこんなに楽で、楽しいのなら、また子供を産みたい！」

一霊四魂魄

一霊《いちれい》四魂魄《こんぱく》は、気の概念の中核をなす正三角形四面体で表示される。上向きの四面体を四魂、下向きの四面体は四魄である。その両者の合体図は正三角形八面体、その平面図はイスラエルの国旗に記されている六芒星《ぼうせい》である。

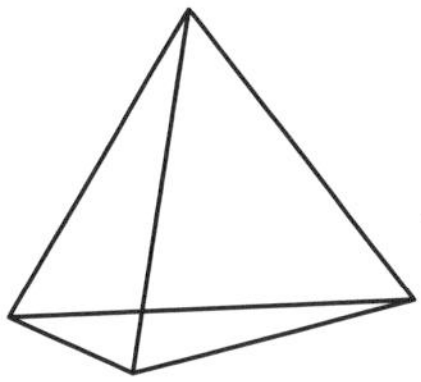

正三角形四面体

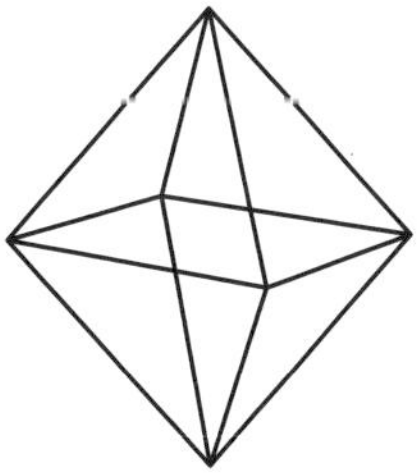

正三角形八面体

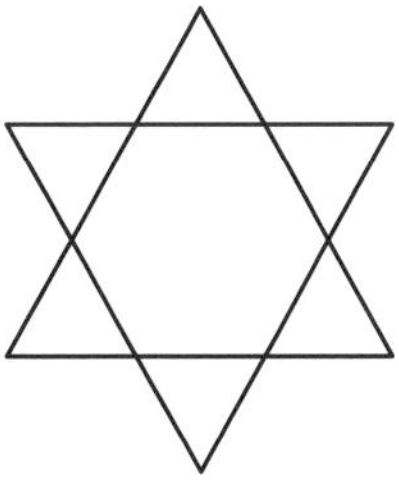

六芒星

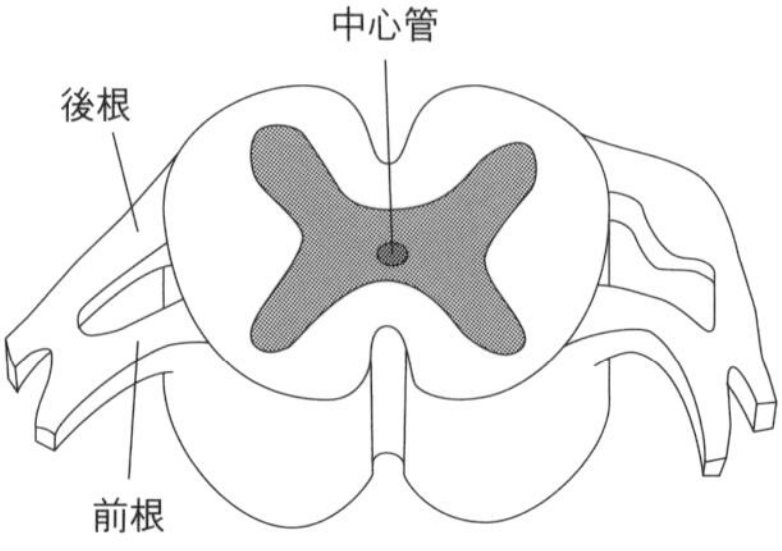

脊髄　一霊四魂

脊髄神経の成り立ちにもまた、一霊四魂の形象を観ることができる。左右の前根と後根が四魂、脊髄の中心にある中心管が一霊となる。

生きているとは魂魄の合体であり、死はその分離である。だからこそ、人は死ぬ直前に魂の離脱という現象が起こる。人間が死ぬと、頭頂部から魂が抜け出る。銀色のひものように見えることからシルバーコードと呼ばれている。魂は天に昇る霊、魄は白骨として土に還っていく霊である。

１００年以上も前に遡るが、アメリカ・マサチューセッツ州の医師・ダンカン・マクドゥーガル博士は人が死ぬ瞬間の体重を計測し続け、死ぬと体重が21グラム減ることを発見した。そしてそれが、「魂の重さ」だと結論づけた。

野口昭子（野口晴哉夫人）は、野口晴哉が亡くなるときの様子を『回想の野口晴哉』（全生社）の中で以下のように記している。

「私は、先生（野口晴哉のこと）が私に遺してくれた最大の教えは、あの亡くなる二日前に、はっきりと示してくれた〝魂の離脱〟だと思っている。……その時だった。すうっと一筋の白い煙のようなものが先生の背後から立ち昇っていったのは。

〝死とはこういうものさ〟

私は今でも、先生がそう語りかけているような気がする。」

魂という概念が医療の現場から消失したのはいつ頃からなのだろうか？　医の文字は、「毉→醫→医」と変遷している。文字のもつ意味を考察し、医の変遷を辿ってみる。

毉の左上方の「医」は弓矢を入れた箱、右上方の「殳」は槍、土台の「巫」は天地を繋ぐという意味である。古代においては、医療と宗教的儀式は表裏一体で、巫女が呪術によって癒していたであろうことが推測される。また、鏃《やじり》などを使った今で言う鍼治療のような医術が行われていたのではないだろうか。

その後、「毉」は「醫」となった。酉は酒を意味する。いろいろな薬草をアルコールで抽出して、いわゆる、エキスとして水薬をつくった。さらに、水分を蒸発させて結晶化し、純度の高い、丸薬へと。これが薬物療法の元祖となったことが推測される。そして、物質一元論による現代医学においては薬害事件を引き起こすに至った。睡眠剤、サリドマイド薬害事件、整腸剤キノホルムによる薬害スモン等々。

医の本来の姿、それは霊魂の医学・気の医学・肉体の医学の三位一体にあったことが分かる。それが時を経るにつれ、霊魂の医学は宗教、気の医学は東洋医学、肉体の医学は西洋医学へと分岐発展してきた。

現代医学の発祥の地である欧米諸国のキリスト教社会では、人の生死はいまも神の領域である。また、霊魂についても否定はしていない。霊魂については「扱わない」「触れない」としているだけである。しかるに、我が国においては余りに医療が死の領域に深く入り込んでいる。しかも、霊魂は正面から否定されている。その弊害は、看取りの現場で如実に現れている。肉体のみを存続させる医療によって、どれほど多くの人たちが苦しみながら、魂が傷付き穢されながら亡くなっていることか……。

1998年1月、WHO執行理事会は、「健康の定義」に新たに「霊性の健康」を追加する議案を採択した。しかし、議案の総会上程（99年5月）に当たって「Spirituality ＝霊性」の定義をめぐって、欧米先進国（ユダヤ・キリスト教圏）と発展途上国（イスラム圏）との意見が対立して、結局、この定義は事務局において再検討するという玉虫色の合意で決着。99年5月の総会では採決は見送られ、今日に至っている。

魂魄　脳と心臓

大本教の教義には、心臓の鼓動は霊魂を繋ぐ命脈である。また、もともと霊魂と肉体は、次元を異にする大局的存在で、両者はそのままでは相互に緊密な機能を起こしにくい。そこで魄と呼ばれる中間的存在のものが両者の強い接着剤的役割を果たし、これが脳や心臓などの各臓器はもとより全身の細胞一つひとつに至るまで偏在し、霊魂と肉体とを完全に機能させている。

東洋医学では「心臓は血脈を主り、神を蔵す」と言う。そして心臓を「君主の官」と呼び、五臓六腑のトップに置いている。また、まるで脳の如くに精神や思考活動に深く関わっているとも考える。

血は「ち」と読むが、霊もまた「ち」と読む。血は霊に通じることを暗示する。心臓はただ単に血液を全身に巡らせるポンプの作用だけをするのではない。記憶や心情、さらには霊魂に何らかの関連があることが想像される。

昔の人は心臓に心の座を観た。それ故、心という字を当てた。英語ではＨＥＡＲＴ、これも心のニュアンスがある。心臓との関係は万国共通のようだ。漢字の「思」は、田（脳を上からながめたもの）が、心（心臓の形）と相談しているところの象形である。「悩」も同じ象形で、思い悩むことが、心臓と脳の極端に発達した動物、つまりホモサピエンスの特徴でもある。

私たちの体内には植物性器官と動物性器官の2つがある。原初の頃は、植物性器官の腸管が圧倒的に優位であるが、進化が進むにつれて次第に動物性器官の筋肉や神経が植物性器官へ侵出する。腸粘膜下に筋層や神経があるのはそのためである。植物性器官のトップランナーは心臓、動物性器官のトップランナーは脳である。そして、それぞれのトップランナーである頭脳の冷静な世界と心臓の情熱の世界は鬩《せめ》ぎ合っている。

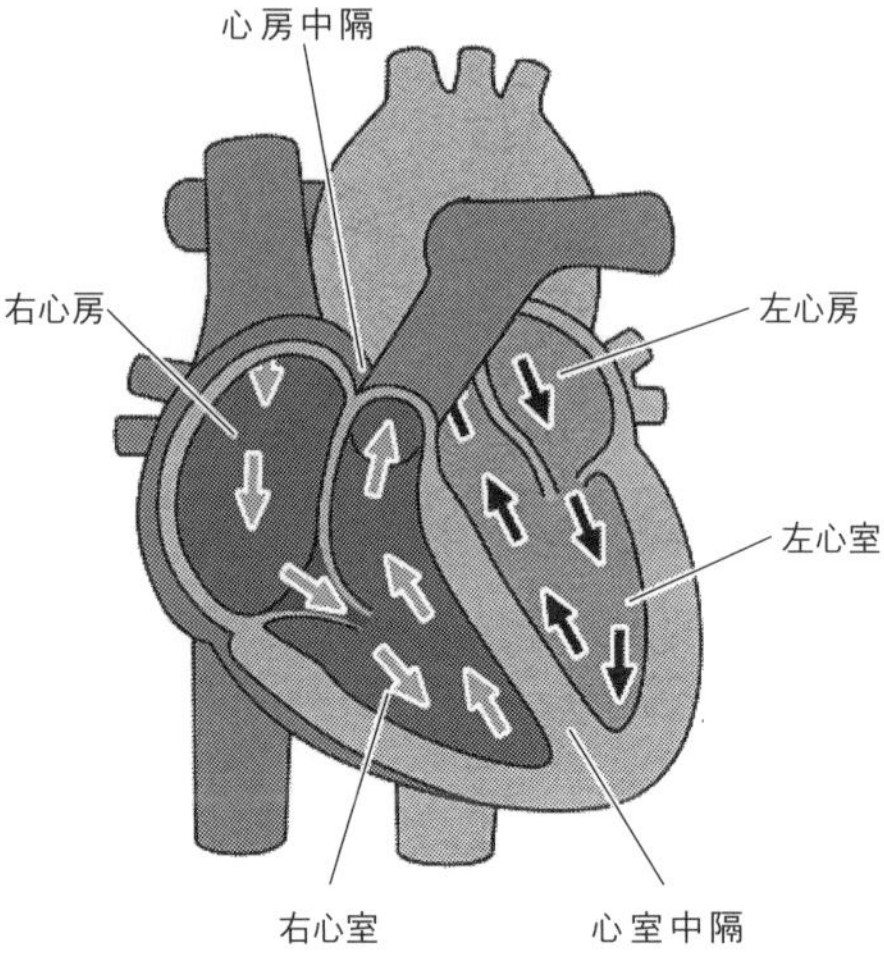

心臓

私たちの心臓には左右の心房と心室という4つの部屋がある。しかし、脊椎動物すべてがこのような構造をしているのではない。水中に棲む魚類は1心房1心室であるのに対して、陸に棲む脊椎動物は2つの心房を持ち、両生類と爬虫類は2心房1心室である。魚類、両生類、爬虫類では、心室が一つであるため動脈血と静脈血が心臓内で混ざってしまう。
一方、恒温動物である鳥類と哺乳類は2心房2心室となり、動脈血と静脈血が混ざることはない。鳥類や哺乳類に至って初めて、心臓は4つの部屋を獲得したのである。

健全な身体には、一息四脈《いっそくしみゃく》のリズムがある。例えば、1分間に19回の呼吸数に対して、その4倍の76回の心拍数が健全な身体の証となる。これが一息二脈とか一息六脈になると危険な状態と診る。いかに、高熱が出ようが一息四脈である限り何の心配も要らない。心臓と肺は生命の根幹のリズムに直結して相互に深く関連している。
左右の心房と心室で4つの部屋、一息四脈、心臓には4という数がまとわりついてくる。そういえば、脳にも4つの部屋があるのをご存知であろうか？　左右の側脳室と第三脳室、第四脳室である。

心臓と脳にある4つの部屋は、正三角形四面体で表示される。下向きの正三角形四面体が心臓、上向きの正三角形四面体が脳となる。両者の合体図は正三角形八面体、その平面図はイスラエルの国旗に記されている六芒星である。一霊四魂魄である。形而下では脳が

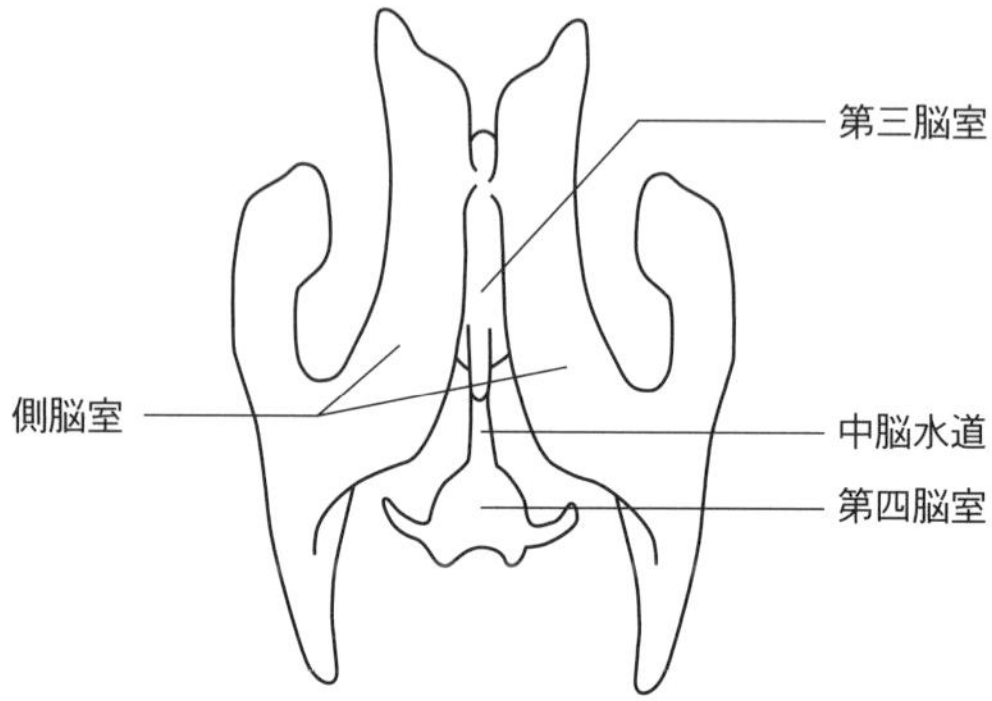
第三脳室
側脳室
中脳水道
第四脳室

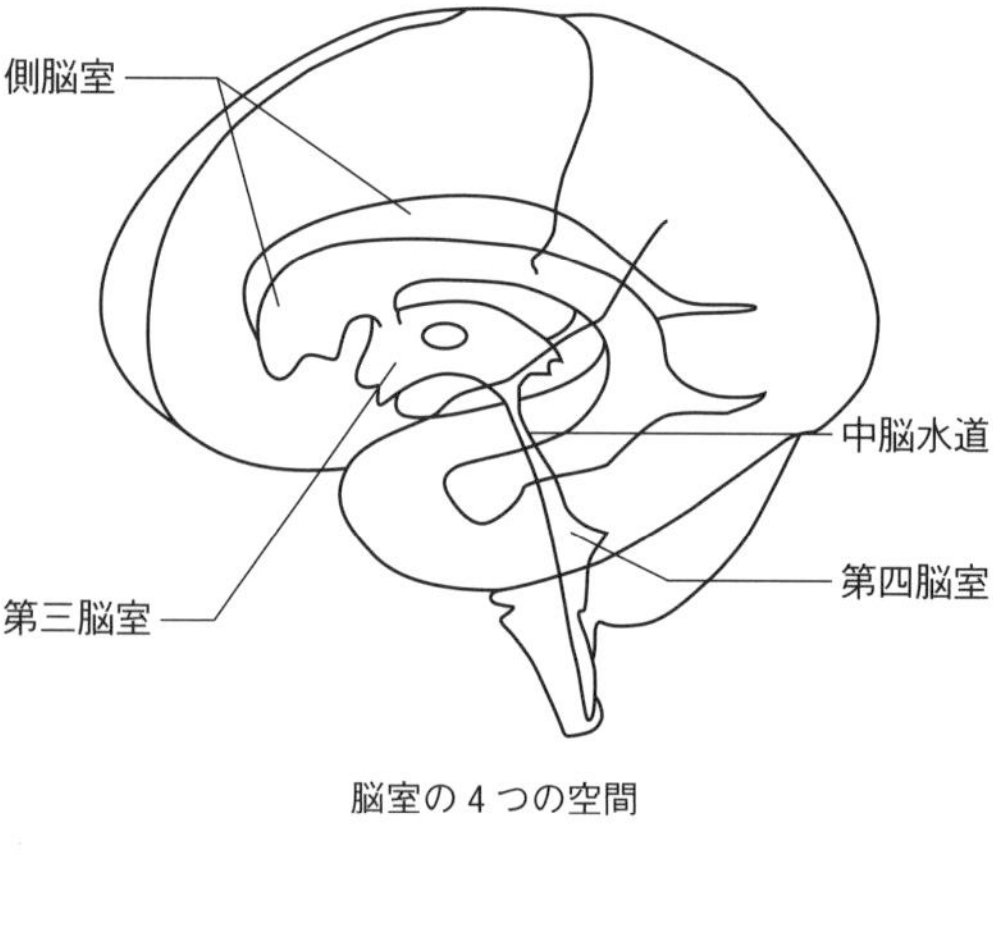
側脳室
中脳水道
第三脳室
第四脳室

脳室の 4 つの空間

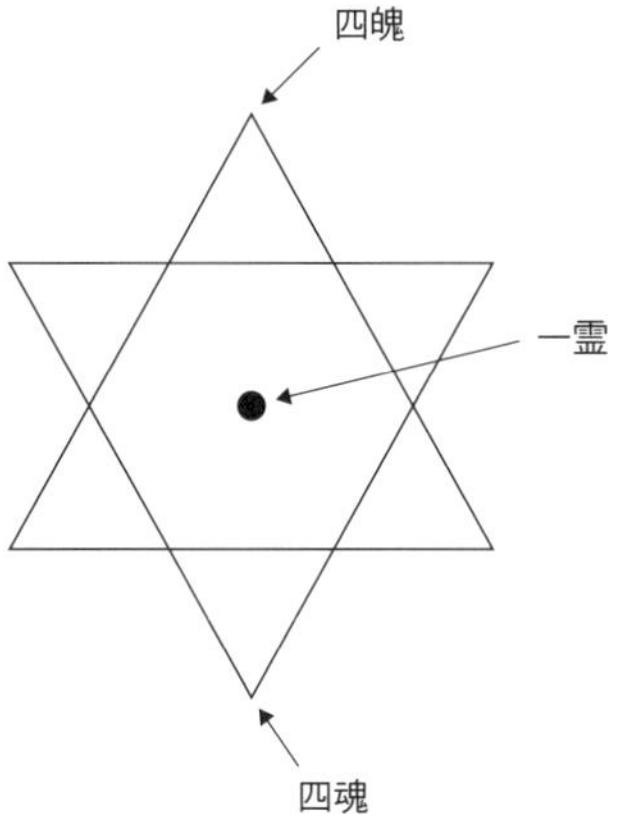

魂、心臓は魄となる。

昨今、心臓にペースメーカーを埋め込んでいる人たちがいる。このような人が亡くなる際には霊魂はどうなるのであろうか？　何か変化があるのであろうか？　三度の臨死体験をして死んだ人の霊が見えるようになった木内鶴彦さんは、心臓にペースメーカーを埋め込んでいた祖母が亡くなったときに霊魂が何故か３日ほど肉体から離れなかったと言う。

心臓は止まっていても、ペースメーカーが常に心臓に電気刺激を送り続けているので、霊魂が戸惑ってすぐには肉体から離れなかったのでは？　霊魂と心臓は密接に繋がっているという証になるのではないだろうか。

脳と心臓の４つの部屋の中には液体が入っている。心臓は真っ赤な色をした血液、脳室には無色透明な脳脊髄液である。血液は、全身に張り巡らされた大小さまざまな血管を介して全身に運ばれる。全身↓右心房↓右心室↓肺↓左心房↓左心室↓全身という流れで体内を循環している。

一方、脳脊髄液は、脳室にある脈絡叢で生産され、最終的に脳の表面にあるクモ膜顆粒で吸収されて静脈に戻る。と同時に、血管同様に全身に張り巡らされた末梢神経の神経束の隙間から、細胞外腔にじんわりと漏れ出し、最終的にはリンパ管に取り込まれる。

血液と脳脊髄液は、ともに全身に網目状に運ばれ、一つひとつの細胞を巡る。両者の循環のカギを握っているのがリンパ循環である。特に、リンパ管分節内の蠕動運動である。

現代医学では血液と脳脊髄液を単なる液体として捉えているが、近い将来、新しい臓器として認めるに違いない。しかも単なる臓器ではなく、聖なる臓器である。それ故に、供《く》儀《ぎ》の祭壇の上にえぐり取った心臓や血を捧げる儀式が過去にあった。ちなみに、キリスト教などの宗教儀式に使われる聖水は人体では脳脊髄液となる。

意識

意識は量子の世界のキーワードである。これまで、意識はニューロンを単位として生じてくると考えられてきたが、量子情報として脳に保管されていると考えられる。三度の臨死体験をした木内鶴彦さんは、肉体から離れても意識は存在すると言う。以下に、体験談を紹介する。

肉体から意識が離れたとき、私は**膨大な意識体**の存在をごく身近に感じました。私がまごまごしていたら、きっとすぐに私は**膨大な意識体**に吸収されていったのだと思います。しかし私は吸収されまいと、その存在に反発しました。もっと正確にいうと、**木内鶴彦**という意識を持ったまま、**膨大な意識体**にアクセスし、情報を得ようとしたのです。（中略）

膨大な意識体と一体になり、その中の情報に触れたという表現のほうが正しいかもしれません。（中略）

膨大な意識体があるのは五次元の世界です。その様子は、三次元の言葉で表すなら、空間ともいえますし、ガスのような存在ともいえます。五次元の世界ではすべてを**膨大な意識体**が満たしており、バランスがとれた完全な世界をつくっています。（中略）

しかし完璧に見える五次元の世界でもときどきひずみが生じるのです。（中略）

膨大な意識体がある五次元の世界は、完璧ですが、同時に無でもあります。（中略）

そこにひずみが生まれると、空間が動きます。空間はひずみのない元の形に戻ろうとするので、ひずみが揺らぎ、だんだん解消に向かいます。そして完全にフラットになったと

き、元の五次元の空間に戻るわけです。（中略）

つまり三次元の世界は五次元の世界に変化を与え、波立たせるために生まれているのではないでしょうか。

私がアクセスした五次元の世界は平坦で何もない、すべてが満たされた世界でした。そこは静かで、落ち着いていて、真っ暗闇でした。三次元的な感覚では表現できない不思議な感覚です。最初は快適で安らげました。でもその時間が永遠に続いていれば恐ろしく退屈になります。

みなさんが、もし仕事のことも、食べるものやお金のことも、煩わしい人間関係など心配事はすべて排除された上で、真っ暗闇の押し入れの中に入れられて、「何もしなくていいですよ」といわれたら、そのうち退屈でいてもたってもいられなくなるでしょう。そんな感覚に似ています。あるいは全知全能になってしまったことによる退屈といえばわかっていただけるでしょうか。

その退屈を解消するために空間にゆがみを生じさせた渦から三次元の世界が生まれた。五次元の世界がつくる三次元の世界は、私たちがパソコンの画面で「ドラゴンクエスト」

のゲームをするのと似ています。私たちは退屈なとき、暇つぶしにパソコンゲームをします。パソコンの画面上、すなわち二次元空間では、さまざまなゲームのキャラクターが生まれ、戦い、死んでいきます。二次元空間で動くキャラクターたちは、それぞの〝人生〟を生きて、死んでいくわけです。キャラクターたちに私たちは見えません。ただ必死に生きるだけ。

三次元に生まれた私たちもそれと同じなのではないでしょうか。

五次元の意識によって生み出された三次元のキャラクターである私たちは、私たちの人生を必死に生きます。どの肉体（＝着ぐるみ）を選ぶかで、キャラクターは変わります。ある人は勇者を選び、ある人は僧侶や賢者を選びます」

木内さんは、肉体から離れても意識は存在する、しかも、肉体から離れた意識は、時間を超えて未来にも過去にも自由に行くことができ、意識した瞬間に意識した場所に行けると言う。

意識が主体で、肉体は従である。肉体は意識の器である。肉体の寿命が尽きれば、意識は肉体から離れて本体である木内さんの言う**膨大な意識体**に吸収される。

肉体から離れた意識を、霊魂と表現しても差し支えない。となると、**膨大な意識体**は創造主（神）となるであろうか。

第五章

現代日本の一厘の仕組みとは?

生命回帰――21世紀のルネッサンス

商業主義と科学文明が、この地上を勝手放題に荒らしまわり、この今、地球的スケールの危機に向かって私たち人類は加速度的に突き進んでいる。自然は枯渇し、自然環境は劣悪の一途を辿っている。それでも人間は目覚めない。何ら解決策を見いだせないでいる。私たちは知らねばならない。地球生態系の上でしか生きていけないという厳然とした事実を！

根本はどこにあるのか、と言えば人間である。人間の心が荒《すさ》み、いがみ合い、憎しみ合い、信頼や愛情を失っているとしたら、何のための自然であろうか。何のための環境であろうか。

アレキシス・カレル（Alexis Carrel（1873年〜1944年）フランスの外科医、解剖学者、生物学者。1912年にノーベル生理学・医学賞を受賞）は、その著書『人間この未知なるもの』の中で現代社会の矛盾を次のように指摘している。

「数千年来、常に人間は、教義や信仰や空想の色に染められたガラスを通して観測されてきた。かくのごとき間違った不正確な概念、見方を一掃することが必要である。かってクロード・ベルナールが言った通り、哲学や科学の諸々の体系を打ち破らなければ精神的奴隷の重い鎖は除かれないのである。……

人間を知らない、人間の頭で作り出したこの世界は、人間の体力にも精神にも適しないものであった。これはまったくいけない。……

我々の肉体や精神の世界を支配する神聖侵すべからざる法則を我々に示し、許されるべきことと、禁じられていることとをはっきり教え、我々の環境や我々自身を好き気ままに改造することが断じて許されていないことを説き聞かせてくれるのは、人間に関する正しい、深い知識より他には決してないのである。実際、近代文明が自然生活の条件を一掃してしまった今日では、すべての科学のなかで、最も必要とされるのが人間の科学なのである。」


アレキシス・カレルが指摘するように、現代の私たちに最も欠けているものは人間の学問である。それも日々の生活を営む生身の人間の学問である。それはまた、科学的思考の呪縛からの解放でもある。

21世紀のルネッサンス、それは身体である。身体を頭脳から解放することだ！

安倍晋三元首相の死の意味するもの

2022年、安倍晋三元首相が奈良市で参院選の街頭演説中に銃で撃たれ死去した。享年67歳。奈良県警ぐるみの暗殺ではないかと私は考えている。否、確信している。この時、政治のみならず警察組織まで支配下に置かれているのか、と驚きを隠せなかった。と同時に、一厘の仕組みの始まりだ、正念場だとも思った。

安倍晋三元首相を狙撃した山上容疑者は動機について、特定の宗教団体（旧統一教会）の名前を挙げ、「母親が団体にのめり込んで破産した。安倍氏が、この団体を国内で広めたと思って恨んでいた」などと供述している。

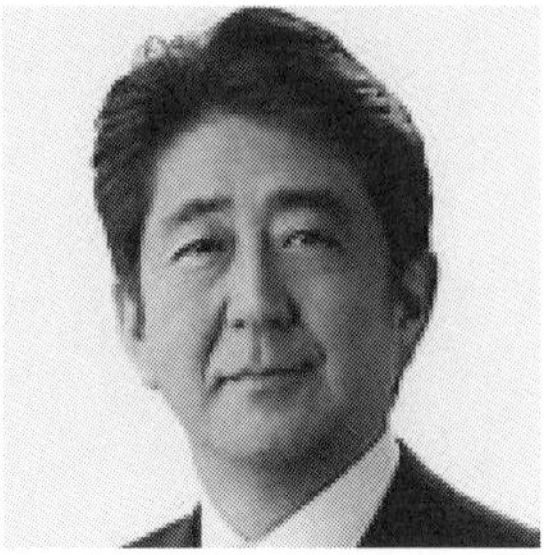
安倍晋三元首相

戦後の日本を支配してきた者たちは、安倍晋三元首相の暗殺で日本の支配は完了したと思っているだろう。安倍元首相の祖国に対する熱い心情など何ら察することもできず、ただ事件後のマスコミの垂れ流す旧統一教会問題報道を鵜呑みにし、扇動され、安倍元首相の国葬反対の動きを活発にする様を見て、その思いは確信に変わったに違いない。

政治を善悪の二元論でしか捉えられない幼稚極まりない平和ボケした日本人という羊の群れを、コントロールすることの何と容易《たやす》いことか！　と嘲笑っていることだろう。そしてまた、安心しきっているに違いない。

福島原発事故に垣間見れる一厘の仕組み

福島原発事故から早11年が過ぎた。私たち日本人が今日能天気に暮らしていけているのは、当時の福島原発の現場責任者・吉田昌郎所長のお陰であると認識できている日本人が果たしてどれほどいるであろうか。

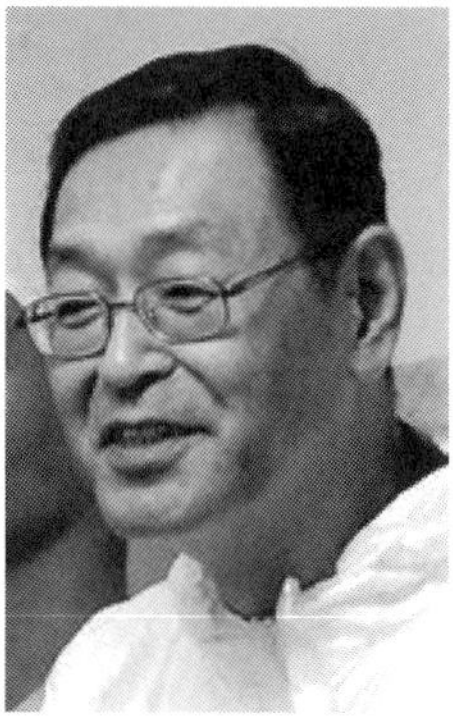

吉田昌郎所長

日本の危機的状況を救ったその英雄は、その現場での過剰なストレスと多量な放射能被曝で病（食道がん）に倒れ、事故後わずか2年で58歳という若さで亡くなった。この吉田所長の命を賭した偉大な業績に対して、全国民の一人ひとりが感謝し、その業績を褒め称えなくてはいけない。後世に語り継がねばならない。そういった気運が起こらないような日本だったら、明るい未来はない。

吉田所長は、最後まで原子力発電に携わる人間としての「本義」を忘れず、「チェルノブイリ事故の10倍」規模の被害に至る事態をぎりぎりで回避させ、文字通り、「日本を救った男」である。

空気ボンベを背負ってエアマスクをつけ、炎の中に飛び込む耐火服まで身に着けての決死の「ベント作業」は、すさまじいものだったと言う。その決死の作業を行った部下たちは、「吉田さんとなら一緒に死ねる、と思っていた」「所長が吉田さんじゃなかったら、事故の拡大は防げなかったと思う」そう口々に語っている。

緊急時、存亡の危機に瀕した時、日本民族のDNAのスイッチはONになる。このことを如実に示したのが福島原発事故である。そしてそれを可能にしたのは、吉田昌郎所長という一人のサムライがいたからでもある。

吉田松陰　諸君、狂いたまえ

諸君、狂いたまえ！

吉田松陰の言葉だ。国難に瀕した幕末、正論では解決できないと見抜いた松陰は、弟子たちに「狂え！」と説いた。そしてまた、自らもその通りに生き、投獄され、刑に処された。

160年ほどを経て、日本はまた再び国難に直面している。国防の危機に瀕している。幕末同様、正論では何も解決しない。しかし巷では、批判や正論ばかりがまかり通っている。しかも、戦後のアメリカの対日政策によって、日本人は家畜化された。怒りを忘れた羊に成り下がってしまった。政治に無関心になり、平和ボケして平和教育で平和がもたらされると錯覚するまでに至っている。

60年代、70年代のアメリカでは黒人暴動が激しかった。極めつきは、1968年4月4日、黒人公民権運動の指導者キング牧師がテネシー州メンフィスで凶弾に倒れたことだ。キング牧師の死の直後、黒人の暴動が全米六十以上の都市で起こった。当時のアメリカの白人支配者たちは、黒人暴動にたいへん頭を痛めていた。そんな彼らがとった行動は？

黒人は三度の食事にチキンを食べても飽きない。それほどにチキンが大好物である。そこに目を付け、鶏を飼育する際に多量のホルモン剤を餌に混入することを思い付いた。その効果は劇的であった！　多量のホルモン剤が残留したチキンを食べた黒人たちの闘争本能は急速に低下し、黒人暴動は劇的に減少していった。今現在、日本でも似たようなことがおこなわれているのをどれほどの日本人が知っているであろうか？

自由教育の弊害

「最近の学生は……」某大学教授の溜息である。私はもう少しで72歳になるが、戦後教育を受けた一人である。「人間は自由である。他に束縛されることなく、自由に生きる」を信条として大学を卒業して医師になってからも自由気ままに生きていた。

こんな私を見た教師だった父親は、「戦後の自由教育は怖い！」この父の言葉を今でも鮮明に覚えている。

侵略した国を統治するには、国体を弱体化するためには、教育に、「自由」という毒を組み込めば事足りる。それほどに、自由思想は恐ろしい一面をもつ。

人間は不自由極まりない存在である。生きるために、食わねばならない。寝なければならない。排泄しなければならない。糧を得るために働かなければならない。自分の心だって自由にはならない。不自由なるが故に、人は自由を追い求める。しかし、完全な自由なんてありはしない。当たり前のことだ！　この当たり前のことを、自由がイデオロギー、思想になると失念する。

アメリカ33〜34代大統領トルーマンの発言を以下に紹介する。

「猿（日本人）を『虚実の自由』という名の檻で、我々が飼うのだ。方法は、彼らに多少の贅沢さと便利さを与えるだけで良い。そして、スポーツ、スクリーン、セックス（3S）を解放させる。これで、真実から目を背けさせることができる。

猿（日本人）は、我々の家畜だからだ。家畜が主人である我々のために貢献するのは、当然のことである。そのために、我々の財産でもある家畜の肉体は、長寿にさせなければならない。（化学物質などで）病気にさせて、しかも生かし続けるのだ。これによって、我々は収穫を得続けるだろう。これは、勝戦国の権限でもある。」（ハリー・S・トルーマン）

トルーマンといえば、日本に原爆を落とすことを命令した大統領としても有名だけど、この発言はちょっと強烈過ぎる。トルーマンは、原爆を日本に落とした以外にも、CIAやNSAなどのアメリカの秘密組織を創設、徹底的な軍拡化などで、アメリカを現在に繋がる軍事大国に発展させたことでも知られており、さらには黒人を暴力的な行為で迫害していた白人至上主義組織KKKに所属していたこともあったようだ。

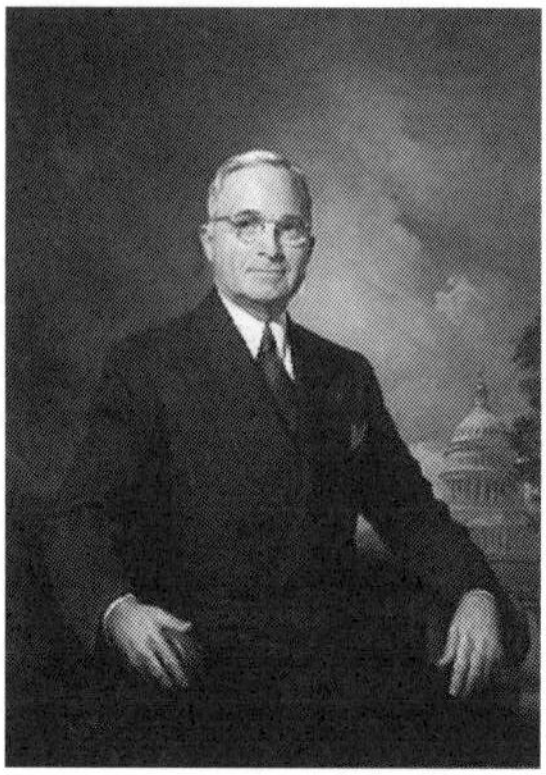
ハリー・S・トルーマン

トルーマンやアメリカの日本の戦後統治政策をみると、「悪貨は良貨を駆逐する」という言葉が思い浮かんでくる。善良な家畜化された日本人は、いとも簡単に悪の企みに蹂躙《じゅうりん》されてしまった。かと言って、悪の力に対する防御法を知らずして悪に立ち向かうは、余りに危険な行為であり、かつ無知と言わざるを得ない。

日本神話には、アマテラスの太陽の法則、ツクヨミの月の法則がある。表と裏では法則が違う。裏社会を表の法則では裁けない。たとえ裁いたとしてもその限界がある。毒は毒をもって制す。薬物中毒は薬では治らない。毒は毒をもって制するしかない。

それ故、私たちの先達は必然のなかに必要悪を認めた。アメリカの某ジャーナリストが、日本のヤクザは日本の文化である、と述べている。私はこの説に賛同する。誰もが悪魔的側面を持っている。要は、それを肥大化させないことだ。そのために、躾《しつけ》や教育、文化がある。しかし、それでも肥大化を抑えきれない人たちは必ず出てくる。そんな連中を支配下に置き、うまくコントロールしたのが昔のヤクザ組織である。必要悪である。

陰極まれば陽となり、陽極まれば陰となる。陰陽は相反するが、太極にて交流し、調和

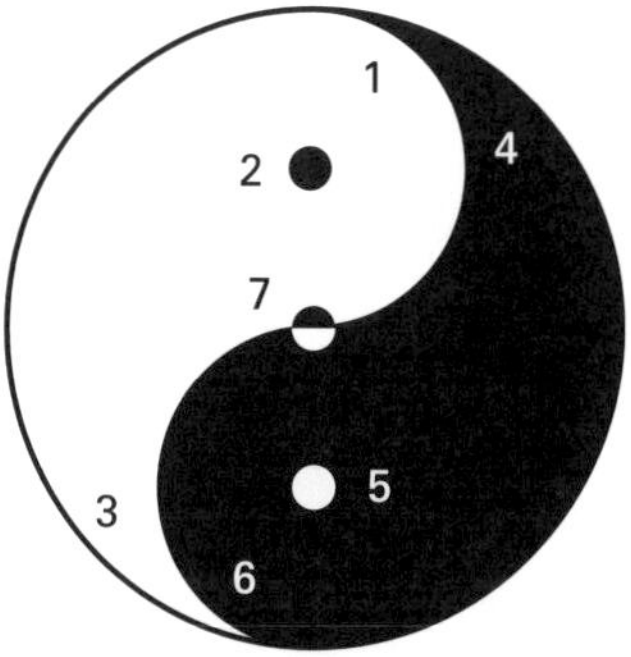

太極図

する。太極があるが故、陰陽は調和する。太極図には、不二と太極陰陽を生む秘密が隠されている。昔の日本社会は、裏と表がうまく棲み分けられ、かつスムーズに交流していた。それ故、世界に類を見ないほどの健全な社会が構築されていたのである。

日本文化の復興

日本文化は、日々の生活を営む身体に根付いている。それ故、日本文化は身体文化とも言えるであろう。例えば、「折り合いをつける」とか「道理を通す」という概念が他の国にあるであろうか？　また、必然のなかに必要悪を認めている。日本文化は強かなのである。本来、他の国の策略や陰謀によって崩壊するほどヤワではないはずだが……。

面白いネット記事を紹介しよう。木村秋則さんの無農薬のリンゴ畑を訪れたときの話である。

「リンゴ畑にとっての天敵は、カラスやタヌキであろう。木村秋則先生のリンゴ畑を訪ねたときに、不思議とカラスがいない事に気づいた。他のリンゴ畑周辺には居るのに、何故か木村さんの畑にはいない。

その事を尋ねると、直ぐに『うん。折り合い付けたの』との返事が返ってきた」

こんな言葉をサラッと、咄嗟に言える木村さんは本当にすごい。意識、想いは何も人間だけの専売特許ではない。リンゴにも、カラス、タヌキにも通じるのだ。こんな凄い日本人が、今現在、まだ日本にいるということは実に幸いである。救いである。

この今、コロナウイルス感染によって、日本経済は疲弊している。特に、政府の方針によって飲食業は瀕死の状態にある。経営破たんして、自殺者が増加してきている。コロナ感染症による死亡数とコロナ禍による自殺者数を比較して、後者の方が多いようであるならこれは道理が通らない。政府や政治家は、正論に振りまわされることなく、もっと強かになって道理を通して欲しい。

正論だけでは物事を複雑化するだけで解決の糸口にはならない。その点、道理は解決に繋がる。そろそろ、私たち日本人は気付くべきである。先人たちが築き上げてきた素晴らしい日本文化に。

＊　＊　＊　＊

「我々がこのまま生き残っていけるとは、私にはどうしても思えないのです。なぜなら我々は、腐っているからです。

皆様、もうお気づきでしょう。我々は組織として腐敗しきっています。不都合な事実を隠蔽し、虚偽でその場をしのぎ、それを黙認し合う。何より深刻なのは、そんなことを繰り返すうちに我々はお互いを信じ合うことも、敬い合うこともできなくなっていることです。……

我々は生まれ変わるしかない。どんなに深い傷を負うとしても、真の現実に立ち向かう力、そしてそれを乗り越える力、そういう本当の力を一から培っていかなければならない。たった今から」

某女性作家の言葉である。彼女が言うように、日本は、日本人は、落ちるところまで落ちてゆく。落ちるしか残された道はない。一縷《いちる》の望みは破壊の後の再建である。もうそこにしか、日本の活路は見出せない。

破壊を再建へと繋げるためには？　身近な発熱で考えてみよう。高熱が出た時、心配し、熱を恐れると発熱は身体を壊す方向へ作用する。一方、やっと熱が出た、これで身体がリセットされると信じると、発熱は自己修復機能として作用し、身体は整ってくる。要は、意識の問題であることが分かる。

戦後の焼野原から日本を世界の経済大国へと復興させたのは、他でもない日本民族の底力である。和して一致団結する力である。NHKの「プロジェクトX」というテレビ番組を観たら分かるが、戦後の日本人は立ち塞がる高い壁を頑張らにゃいかんだろう！　と自らの心を奮い立たせて皆が一致団結して乗り越えてきた。

諦めるか、自らを奮い立たせるか、貴方はどちらだ！

循環型の村づくり

自動車メーカーのトヨタが、莫大な費用をかけて未来都市づくりをおこなっている。テレビで宣伝しているので、多くの人たちがその映像をみたことがあるに違いない。素晴らしい構想だと思うが、私には一つの懸念がある。それは、日々の生活を営む人間学の欠如である。今、生身の人間学が余りに欠如している……軽視されている。顕微鏡下、実験室での生命科学ではなく、切れば血の出る、好きな人を想うと胸がキュンとなる生身の人間を対象とした学問である。ここを疎《おろそ》かにした学問や政策、取り組みは、必ず未来に遺恨を残すに違いない。

その昔、空海が高野山でやりたかったこと、地産地消、それに地分解。すべてが自己完結するシステムである。それが今の私たちに求められている循環型の村づくり、都市づくりである。当然、その中心にあるのが生身の人間学である。

私はこの試みを実践しようと考えている。健康で活き活き潑剌《はつらつ》と生きるための医療を核とした未来村づくり～揺りかごから墓場まで～地産・地消・地分解の自然に優しい循環型の村づくりである。

施設内容：

1．魂が浄化して死を迎える二十五三昧講《ざんまいこう》の看取り
2．母子の絆を強くする心音セラピーによる子育て
3．薬漬け医療から脱却した生命の質を高める医療
4．断食（ファスティング）、食養
5．健康増進体操、武道、ヨガ
6．無農薬、無肥料の自然栽培
7．私塾（萎縮することなく、目を輝かせながら将来の夢を語れる子供の育成、教育）

循環型社会は、元禄時代に既に実践されていた。世界が追い求めている理想の自由社会

は、既に200年以上前に江戸時代に実現していたのである。江戸は環境に優しいエコロジー社会であり、当時の欧米諸国と比べても、治安維持や衛生状態は良好であった。世界に類を見ない260年余りの平和社会で消費社会が熟成し、元禄の世で庶民文化が花開いた。ゴッホやピカソに大きな影響を与えた浮世絵、歌舞伎、数々の工芸品など。人々は、決して裕福ではなかったが、人間関係を大事にし、モノを大切に扱い、季節の移ろいや祭り、芝居を楽しみ、また稽古事にも精をだし心豊かに暮らした。

風を吹かせる

アメリカのごく普通の母親（ゼン・ハニーカット）は、ある日ふっと思った。「自分はアレルギーなどまったくない健康体なのに、なぜ子供たちはさまざまな症状に苦しんでいるのだろうか？　長男はアレルギー体質で、一度はピーカンナッツを食べてアレルギー発作で危うく死にかけ、次男は自閉症。アレルギーの遺伝はないはずなのに、一体なんで子供たちはこうなったんだろう？」

この疑問がキッカケとなって、彼女は子供たちが食べている食品について調べ始めた。そして、アメリカの80％、加工食品の85％に遺伝子組み換え原料が含まれていることを知った。農業に使われている遺伝子組み換えには3つの種類がある。

・作物そのものに殺虫成分が組み込まれているもの
・除草剤をかけても枯れないもの
・都合の良い特徴をださせるために特定の遺伝子をｏｎやｏｆｆにしたもの

スーパーで買う遺伝子組み換え作物の80％が除草剤耐性なもの。さらに農薬についても調べてみた。小麦の収穫時や抗菌剤などによく使われている「グリホサート」。ＥＰＡ（米国環境保護庁）のデータでは、腸内の善玉菌を殺し、食べたものの栄養を体に取り込めなくする。動物実験では発がん性も指摘されている。

わずかな疑問が確信に変わった。そして、彼女は、全米各地の母親たちが遺伝子組み換え食品を拒否する運動「マムズ・アクロス・アメリカ（Moms Across America）」を立ち上げた。今現在、スカイプとユーチューブで発信を続けている。

子供を思う母親の気持ちは、男のように利害損得では動かない。操作された情報に惑わされない。そして、その調査能力は世界の諜報機関（ＣＩＡ、ＦＢＩなど）にも匹敵する。

若者が常に新しい時代を築く。今の若者は正しく反応している。しかし、若者は柱が立っていない。自分の若い頃を振り返ってみると、「この世界を、地球を何とかしなければ」という熱き思いと未熟な感情を暴走させてきた。しかし、40年間諦めることなく、熱き思いを継続すると、いつしか柱が立ってきた。

オウム真理教の死刑囚・広瀬健一の獄中の手記を読んだ。氏は、早稲田大学理工学部応用物理学科卒、大学院時代に出した論文が、当時の世界のトップサイエンスであると評価された。大学院の指導教授からは、「これまで指導した学生の中でトップクラスの秀才」「博士課程に進んだらノーベル賞級の学者になった」「研究を続ければ、世界の物理学が進歩した」と評されている。

そんな氏は、高校3年生のときに、「生きる意味」の問題を明確に意識するようになった、と手記に記している。氏のすべては、「生きる意味」の方程式の答えを追い求めたことにある、と私は思う。かくいう私もまた、18歳の予備校生のときに「生きる意味」を意識し、大学に入ってから死への激しい衝動に何度も駆られながらもその答えを追い求めた。しかし、その答えは得ることができなかった。

そんな最中、私は野口晴哉に出会った。否、その残された書に出会った。「生命あるが故に、人は生きる」この言葉によって、私は救われた。「生きる意味」という方程式そのものが成立しないということに気付いた。理解することができた。

以来、生命探求の旅が始まった。もう既に、40余年が過ぎた。この旅は実に困難を極め、幾度もの壁にぶつかったが、今日まで何とか乗り越えてきた。大きな壁にぶつかると、どういうわけか必ずその壁を破るに必要な師に出会った。巡り合った。

そして今思う。生命探求の旅は、楽しい！　実に愉快だ！　ワクワク感がたまらない！

なぜなら、本当のことを知る歓びを知ったから……。

おわりに

99・9％日本は終わった。日本に明るい未来はない。今後、さらに家畜化が進むだけだ。

唯一残されたわずか1％の希望とは？　一厘の仕組みとは？

私は、この一厘の仕組みの型を福島原発事故に垣間見た。可能性は日本の中枢にはない。末端にしか残されていない。在野の草莽《そうもう》の士が立ち上がると、新しい風（ニューウエーブ）が吹く。末端は最先端である。

私たちの体内には、祖国の先達が何千年にわたって培ってきたＤＮＡが眠っている。これこそが、残された一縷の望みであり、現代の私たちの最後の拠り所である。貴方なら、どのようにしてこのスイッチをＯＮにする？

明治維新の精神的指導者・吉田松陰は松下村塾の塾生たちに、「諸君、狂いたまえ！」と熱く語った。

最後に、野口晴哉の語録を以下に記す。タイトルは、風。

「風」

まず動くことだ。

形なくもまず動けば形あるものを動かし、その動かされているものを見て動いているものを感ずるに至る。

動きを感ずれば共感していよいよ動き、天地にある穴皆声を発す。

竹も戸板も水も音をたてて動くことを後援する。

土も舞い、木も飛び、家も揺らぐ、雷線迄音を出して共感する。

天地一つの風に包まる。

まず動くことだ。

隣のものを動かすことだ。

隣が動かなければ先隣を動かすことだ。

それが動かなければ次々と動くものを多くしてゆく。

裡に動くものの消滅しない限り、動きは無限に大きくなってゆく。

動かないものを見て、動かせないと思ってはいけない。

裡に動くものがあれば必ず外に現れ、現れたものは必ず動きを発する。

自分自身、動き出すことがその第一歩だ。

令和4年9月23日（秋分の日にて）

参考文献

『回想の野口晴哉』野口昭子（全生社）
『海・呼吸・古代形象』三木成夫（うぶすな書院）
『ヒトのからだ』三木成夫（うぶすな書院）
『胎児の世界』三木成夫（中公新書）
『生命形態の自然誌』三木成夫（うぶすな書院）
『人間生命の誕生』三木成夫（築地書館）
『脳と古事記17神』三角大慈（ヒカルランド）
『脳の方程式　いち・たす・いち』中田力（紀伊國屋書店）
『密室　閉ざされた世界、その探究、そして脱出』増崎英明（木星舎）
『胎児のはなし』増崎英明　最相葉月（ミシマ社）
『宇宙を超える地球人の使命と可能性』木内鶴彦（ＫＫロングセラーズ）
『深淵の色は　佐川幸義伝』津本陽（実業之日本社）
『驚異の小宇宙・人体』（日本放送出版協会）
『人間　この未知なるもの』アレキシス・カレル（三笠書房）

『心の病は脳の傷』田辺功（西村書店）
『腸は考える』藤田恒夫（岩波新書）
『奇跡のバナナ』田中節三（学研プラス）
『幸せな、お産』吉村正（現代書館）
『エピジェネティクス　操られる遺伝子』リチャード・C・フランシス（ダイヤモンド社）
『母子の絆を強くする心音セラピー』三角大慈（KKロングセラーズ）
『UNSTOPPABLE（あきらめない）』ゼン・ハニーカット（現代書館）
『胎内で成人病は始まっている—母親の正しい食生活が子どもを未来の病気から守る』ディヴィッド・バーカー（ソニーマガジンズ）

三角大慈　みすみ たいじ
山口大学医学部卒。学生時代より生命不在の現代医学に矛盾を感じ、真の医療の樹立を目指す。1981年に「天然医学」主宰。40年の歳月をかけて音による癒し・NAM 療法を確立、2007年に心音装置［mama heartone 932］を開発。現在、福岡にて「みかどクリニック」を開設。

著書に『脳と古事記17神』『音と経穴（ツボ）で開く 治癒のゲート』『超太古、宇宙に逃げた種族と、地球残留種族がいた ?!（木内鶴彦×三角大慈）』（ヒカルランド）、『鍼灸医学を素問する』『鍼灸医学を素問する〈2〉』『鍼灸医学を素問する〈3〉』（医学舎）、『ユングが知りたかった数とこころの構造―水と7が脳科学のカギ』（ブイツーソリューション）、『母子の絆を強くする 心音セラピー』（ロングセラーズ）、『母親の心音のもつ神秘的な力』（白順社）、『美しくなれば病気は消えるって本当ですか？―女性のための審美医療』（知玄舎）、

『赤ちゃんの夜泣き・ぐずりがピタリとやむたったひとつの方法』（コスモトゥーワン）、『美しくなれば病気は消える―骨盤を核にした女性のための審美医療』（現代書林）、

『気の身体論―野口晴哉が捉えた気の世界を数霊理論で統合する』（現代書林）、『「天の岩戸開き」で観えてくる21世紀のニューメディカル』（医学舎）、『赤ちゃんを気持ちよく、幸せにする心音治良―胎内革命・母と子の架け橋「心音治良」』（知玄舎）、『医療が変わると子供が変わり未来が変わる―お産と生後13ヶ月の子育てが母と子の至福の扉を開くカギを握る』（ルネッサンスアイ）など他多数。

みかどクリニック
〒810－0041
福岡県福岡市中央区大名２丁目４-33 トートレビル 3Ｆ
tel：092-724-5058
info@mikado-clinic.com

胎内世界からはじまる岩戸開き
奇跡の量子医療

第一刷 2023年3月31日

著者 三角大慈

発行人 石井健資

発行所 株式会社ヒカルランド
〒162-0821 東京都新宿区津久戸町3-11 TH1ビル6F
電話 03-6265-0852 ファックス 03-6265-0853
http://www.hikaruland.co.jp info@hikaruland.co.jp

振替 00180-8-496587

本文・カバー・製本 中央精版印刷株式会社

DTP 株式会社キャップス

編集担当 高島敏子

ISBN978-4-86742-212-0

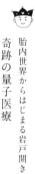

地上の星☆ヒカルランド　銀河より届く愛と叡智の宅配便

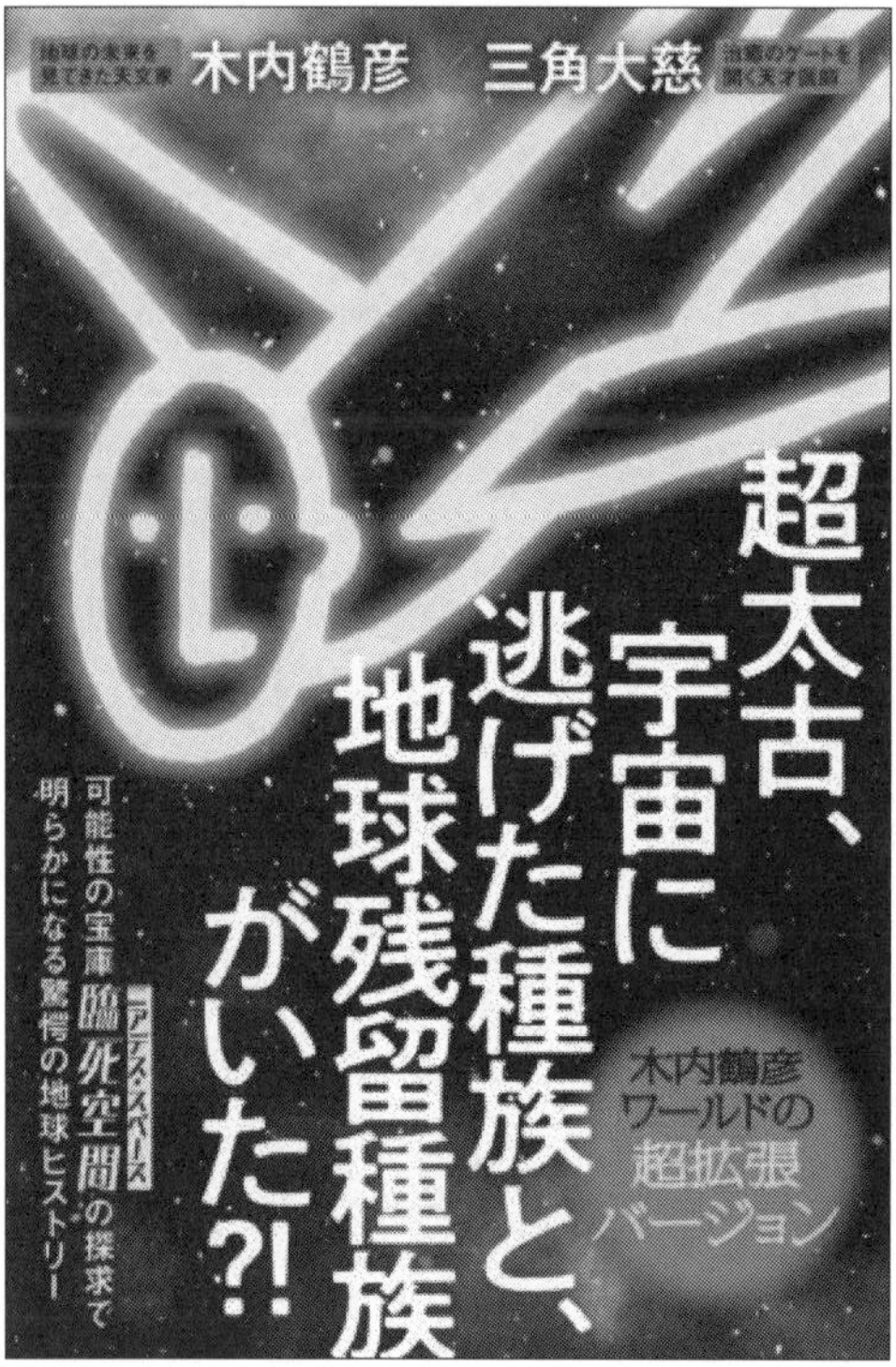

【木内鶴彦ワールドの超拡張バージョン】
超太古、宇宙に逃げた種族と、地球残留種族がいた？！
著者：木内鶴彦／三角大慈
四六ソフト　本体 2,000円+税